医祖扁鹊

【奇方妙治】

王竹星 主编

天津出版传媒集团
天津科学技术出版社

图书在版编目（CIP）数据

医祖扁鹊奇方妙治/王竹星主编.-- 天津：天津科学技术出版社，2011.1(2020.6月重印)

ISBN 978-7-5308-5353-5

Ⅰ.①医… Ⅱ.①王… Ⅲ.①方书—中国—南宋 Ⅳ.①R289.344.2

中国版本图书馆CIP数据核字(2010)第211005号

医祖扁鹊奇方妙治

YIZU BIANQUE QIFANG MIAOZHI

责任编辑：孟祥刚

责任印制：兰　毅

出　　版：天津出版传媒集团 / 天津科学技术出版社

地　　址：天津市西康路35号

邮　　编：300051

电　　话：(022)23332402

网　　址：www.tjkjcbs.com.cn

发　　行：新华书店经销

印　　刷：三河市宏顺兴印刷有限公司

开本 710×1000　1/16　印张 15　字数 252 000

2020年6月第1版第4次印刷

定价：49.80元

简　　介

扁鹊(公元前 407－前 310),名秦越人,战国医学家,齐国渤海莫人(今河北内丘县)。

扁鹊精于内、外、妇、儿、五官等科,应用砭刺、针灸、按摩、汤液、热熨等法治疗疾病,被尊为“医祖”;由于医道高明,为百姓治好了许多疾病,劳动人民送他“扁鹊”称号,对中医药学的发展有着特殊的贡献。

扁鹊在总结前人医疗经验的基础上创造总结出望(看气色)、闻(听声音)、问(问病情)、切(按脉搏)的诊断疾病的方法。在这四诊法中,扁鹊尤擅长望诊和切诊,在《史记·扁鹊仓公列传》《战国策·卷四秦二》里载有他的传记和病案,并被推崇为脉学的倡导者。据《汉书·艺文志》载,扁鹊有著作《内经》和《外经》,但均已失逸。

据《史记》记载,扁鹊看病行医有“六不治”原则:一是依仗权势,骄横跋扈的人不治;二是贪图钱财,不顾性命的人不治;三是暴饮暴食,饮食无常的人不治;四是病深不早求医的不治;五是身体虚弱不能服药的不治;六是相信巫术不相信医道的不治。

扁鹊的切脉诊断法也很突出,具有较高水平。《史记》称赞扁鹊是最早应用脉诊于临床的医生。扁鹊脉诊及其理论可从虢太子这一病例的诊断中体现出来,当时虢太子已昏迷不醒,扁鹊通过脉诊判断为“尸蹶”,他认为患者的阴阳脉失调,阳脉下陷,阴脉上冲,也即阴阳脉不调和,导致全身脉象出现紊乱,故患者表现如死状,其实,患者并未真正死亡,除脉诊外,他还观察到患者鼻翼微动,结合切摸,他发现两大腿的体表仍然温暖,因而敢于下此判断。扁鹊是我国历史上最早应用脉诊来判断疾病的医生,并且提出了相应的脉诊理论。

扁鹊十分重视疾病的预防,他认为对疾病只要预先采取措施,把疾病消灭在初起阶段,是完全可以治好的。他曾颇有感触地指出:客观存在的疾病种类很多,但医生却苦于治疗疾病的方法太少。因此,他很注重疾病的预防。

扁鹊无私地把自己的医术传授给门徒，他的徒弟子阳、子豹、子越等人都是有所成就的人，后来在汉代出现的《黄帝八十一难经》一书，有人认为是根据扁鹊的医术，尤其是关于脉诊知识而整理成书的，并且署名扁鹊(秦越人)所著。近代还有人认为他的学说影响深远，形成了扁鹊学派。

目录 Contents

扁鹊玉龙经

目 录

扁鹊心书

神　方

扁鹊仅存治病良方

扁鹊治病故事

扁鹊与中医诊脉四法

扁鹊传记

扁鹊难经

扁鹊玉龙经

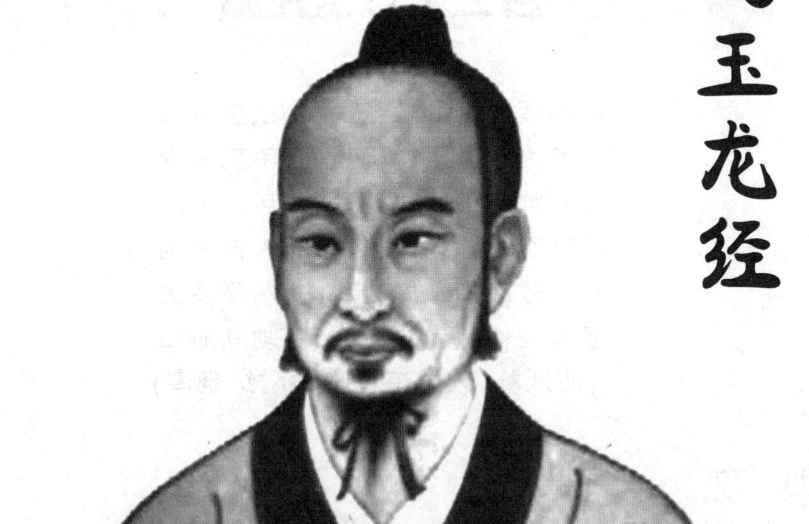

一百二十穴玉龙歌

扁鹊授我玉龙歌，玉龙一试痊沉疴。
玉龙之歌世罕得，研精心手无差讹。
吾今歌此玉龙诀，玉龙一百二十穴。
行针殊绝妙无比，但恐时人自差别。
补泻分明指下施，金针一刺显良医。
伛者立伸患者起，从此名驰湖海知。
（曲池补，人中泻；风池补，绝骨泻）

中　风

中风不语最难医，顶门发际亦堪施。
百会穴中明补泻，实时苏醒免灾危。

顶门：即囟会穴。上星后一寸。禁不可刺，灸七壮，针泻之。

百会：顶中央旋毛中，取眉间印堂至发际折中是穴。针一分许。中风，先补后泻，多补少泻。灸七壮，无补。

口眼㖞斜

中风口眼致㖞斜，须疗地仓连颊车。
㖞左泻右依师语，㖞右泻左莫教差。

地仓：在口傍直缝带路下，针一分。

颊车：在耳后坠下三分，沿皮向下透地仓一寸半，灸二七壮。

头 风

头风呕吐眼昏花，穴在神庭刺不差。

子女惊风皆可治，印堂刺入艾来加。

神庭：在鼻直上入发际五分。针三寸，先补后泻，泻多补少。

印堂：在两眉间宛宛中。针一分，沿皮先透左攒竹，补泻后转归原穴；退右攒竹，依上补泻，可灸七壮。小儿惊风灸七壮，大哭者为效，不哭者难治。随症急慢补泻，急者慢补，慢者急补，通神之穴也。

偏正头风

头风偏正最难医，丝竹金针亦可施。

更要沿皮透率谷，一针两穴世间稀。

丝竹：在眉后入发际陷中，沿皮向后透。

率谷：在耳尖上一寸。针三分，灸七壮。开口刺，痛则泻，眩晕则补。

头风痰饮

宜泻风池穴。

偏正头风有两般，风池穴内泻因痰。

若还此病非痰饮，合谷之中仔细看。

风池：在耳后颞骨筋下入发际，横针一寸半入风府。先补后泻，可灸七壮、二七壮。

合谷：一名虎口。在手大指次指歧骨缝中，脉应手。直刺入一寸半，看虚实补泻。

头项强痛

项强兼头四顾难，牙疼并作不能宽。

先向承浆明补泻，后针风府实时安。

承浆：在唇下宛宛中。直针三分，可灸七壮，泻之。

风府：在项后入发际一寸，两筋间，言语则起，不言语则陷下处是穴。针三分，不可深，深则令人哑噤。

牙　疼

（附：呕吐）

牙疼阵阵痛相煎，针灸还须觅二间。

翻呕不禁兼吐食，中魁奇穴试看看。

二间：在手大指次指骨缝中。针一分，沿皮向后三分。灸七壮，看虚实补泻。

中魁：在中指第二节尖。灸二七壮，泻之。禁针。

乳　蛾

乳蛾之症更希奇，急用金针病可医。

若使迟延难整治，少商出血始相宜。

少商：在大指甲边内侧端，去爪甲如韭叶。针入一分，沿皮向后三分，泻之，三棱针出血。应合谷。

鼻　渊

鼻流清涕名鼻渊，先泻后补疾可痊。

若更头风并眼痛，上星一穴刺无偏。

上星：在发际一寸半，取穴以手掌后横纹按鼻尖，中指头尽处是穴。直针三分，灸七壮。鼻渊则补，不闻香臭则泻。应太渊穴，见后痰嗽歌。

不闻香臭

不闻香臭从何治，须向迎香穴内攻。
先补后泻分明记，金针未出气先通。

迎香：在鼻孔旁五分缝中，直针一分，沿皮向后上三分，泻多补少。禁灸。

眉目间痛

眉目疼痛不能当，攒竹沿皮刺不妨。
若是目疼亦同治，刺入头维疾自康。

攒竹：在眉尖陷中。针二分，沿皮向鱼腰，泻多补少。禁灸。

头维：在额角发际，沿皮向下透至悬厘，是穴在额角。疼痛泻，眩晕补。灸二七壮愈。

心　痛

九般心痛及脾痛，上脘穴中宜用针。
脾败还将中脘泻，两针成败免灾侵。

上脘：在脐上五寸。直刺三寸半，看虚实补泻。

中脘：在脐上四寸。法用草从鸠尾下至脐，折中是穴。直刺二寸五分，灸五十壮止。

三　焦

三焦邪气壅上焦，舌干口苦不和调。

针刺关冲出毒血，口生津液气俱消。

关冲：在手小指次指内侧端，如韭叶大。针一分，沿皮向后三分，泻。禁灸。(小指次指者，无名指也。)

上焦热

(附：心虚胆寒)

少冲穴在手少阴，其穴功多必可针。

心虚胆寒还补泻，上焦热涌手中寻。

少冲：在手小指内侧端，去爪甲如韭叶大。直刺一分，沿皮向后三分，看虚实补泻。禁灸。

通里：在腕后起骨上一寸。直针一分，宜泻不宜补，愈补愈发。禁灸。

痴 呆

痴呆一症少精神，不识尊卑最苦人。

神门独治痴呆病，转手骨开得穴真。

神门：在手掌后，高骨陷中。针入三分，灸七壮。应后溪穴。

赤 目

眼睛红肿痛难熬，怕日羞明心自焦。

但刺睛明鱼尾穴，太阳出血病全消。

睛明：在目内泪孔中。针入一分半，略针向鼻，泻。禁灸。

鱼尾：即瞳子髎，在目上眉外尖。针一分，沿皮向内透鱼腰，泻。禁灸。太阳，在额紫脉上。可出血。

目病隐涩

忽然眼痛血贯睛，隐涩羞明最可憎。
若是太阳出毒血，不须针刺自和平。

太阳：在额紫脉上，出血，三棱针刺之。应睛明穴。

目　热

心血炎上两眼红，好将芦叶搐鼻中。
若还血出真为美，目内清凉显妙功。

内迎香：在鼻孔内，用芦叶或箸叶作卷，搐之，血出为好。应合谷穴。

目　烂

风眩烂眼可怜人，泪出汪汪实苦辛。
大小骨空真妙穴，灸之七壮病除根。

大骨空：在手大拇指第二节尖上。灸七壮。

小骨空：在手小指第二节尖上。灸七壮，禁针。

目　昏

肝家血少目昏花，肝俞之中补更佳。
三里泻来肝血益，双瞳朗朗净无瑕。

肝俞：在背九椎两旁各一寸半。灸七壮，针入二分。

三里：在膝下三寸，贴骨外廉。针三分，泻之。

耳聋

（附：红肿生疮）

耳聋气闭不闻音，痛痒蝉吟总莫禁。
红肿生疮须用泻，只从听会用金针。

听会：在耳珠前陷中，口开方可下针。横下针刺半寸，灸二七壮。应合谷、足三里。

聋疠

（二症）

若人患耳即成聋，下手先须觅翳风。
项上倘然生疠子，金针泻动号良工。

翳风：在耳后陷中，开口得穴。针入半寸，泻之，灸七壮。

瘖痖

哑门一穴两筋间，专治失音言语难。
此穴莫深唯是浅，刺深反使病难安。

哑门：在项后入发际五分，直针三分，莫深，深则令人哑。泻之，不补，灸七壮。

痰嗽喘急

咳嗽喘急及寒痰，须从列缺用针看。
太渊亦泻肺家疾，此穴仍宜灸更安。

列缺：在大指直上，叉手中指尽处是穴。针入三分，横针向臂，泻之。
太渊：在掌后陷中三分。泻之。

咳嗽腰痛

(附:黄疸)

忽然咳嗽腰膂痛,身柱由来穴更真。

至阳亦医黄疸病,先泻后补妙通神。

身柱:在背第三椎骨节。针三分,灸七壮,泻之。

至阳:在背第七椎骨节尖。针三分,灸七壮,看虚实补泻。

伤　风

伤风不解咳频频,久不医之劳病终。

咳嗽须针肺俞穴,痰多必用刺丰隆。

肺俞:在第三椎下,两旁各一寸半宛宛中。灸三壮。

丰隆:在足腕解溪上八寸。直针二分半,看虚实补泻,灸二七壮。

咳嗽鼻流清涕

腠理不密咳嗽频,鼻流清涕气昏沉。

喷嚏须针风门穴,咳嗽还当艾火深。

风门:在第二椎下,两旁各一寸半陷中。

喘

哮喘一症最难当,夜间无睡气惶惶。

天突寻得真穴在,膻中一灸便安康。

天突:在结喉陷中。针可斜下半寸,灸七壮,泻之。

膻中:在两乳中间。可泻,灸七壮,禁针。

气 喘

气喘吁吁不得眠，何当日夜苦相煎。
若取璇玑真个妙，更针气海保安然。

璇玑：在天突下一寸。直针入三分，泻之，灸七壮。

气海：在脐下一寸五分宛宛中。刺入三分，灸七壮，看病补泻。

哮喘痰嗽

哮喘咳嗽痰饮多，才下金针疾便和。
俞府乳根一般刺，气喘风痰渐渐磨。

俞府：在巨骨下，璇玑旁二寸陷中。针三分，灸三壮，看虚实补泻。

乳根：在乳下一寸六分陷中，仰而取之。针一分。灸五壮至七壮，看病补泻。

口 气

口气由来最可憎，只因用意苦劳神。
太陵穴共人中泻，心脏清凉口气清。

太陵：在掌后横纹中。针三分，泻之。

人中：在鼻下三分陷中。针三分，直针向上。

气 满

小腹胀满气攻心，内庭二穴刺须真。
两足有水临泣泻，无水之时不用针。

内庭：在足两趾歧骨间。直刺三分，可泻补，灸二七壮。

临泣：在侠溪上三趾四趾间。针三分，禁灸。可以出一身之水，泻用香油抹孔穴则针孔。

气

(附:心闷、手生疮)

劳宫穴在掌中心,满手生疮不可禁。

心闷之疾大陵泻,气攻胸腹一般针。

劳宫:在掌心,屈无名指,尽处是穴。针三分,灸七壮。大陵见前。

肩肿痛

肩端红肿痛难当,寒湿相搏气血狂。

肩髃穴中针一遍,顿然神效保安康。

肩髃:在肩端上,举手陷中。针二寸半。若手臂红肿疼痛,泻之;寒湿麻木,补之。

肘挛筋痛

(二首)

两手拘挛筋骨痛,举动艰难疾可增。

若是曲池针泻动,更医尺泽便堪行。

曲池:在肘后外辅。

尺泽:在肘中大筋外陷中。用手如弓,方可下针。先补后泻,针半寸,禁灸。

筋急不和难举动,穴法从来尺泽真。

若遇头面诸般疾,一针合谷妙通神。

尺泽、合谷:见前文。

臂 痛

两胛疼痛气攻胸,肩井二穴最有功。

此穴由来真气聚,泻多补少应针中。

髃

肩井:在肩端上,缺盆尽处。直针寸半停针。此穴五脏真气聚,不宜补,不宜久停针。

气虚人多晕乱,急泻之三里。应支沟穴。

肩背痛

肩臂风连背亦痛,用针胛缝妙通灵。

五枢本治腰疼病,入穴分明疾顿轻。

五枢:在臂部肩端骨下直缝尖。针入二寸半,灸二七壮,看虚实补泻。

虚

虚羸有穴是膏肓,此法从来要度量。

禁穴不针宜灼艾,灸之千壮亦无妨。

膏肓:在背骨四椎下,微约五椎上,微少四肋之间是穴,各三寸。用竹杖、两手撑开,陷中是穴。

虚弱夜起

老人虚弱小便多,夜起频频更若何。

针助命门真妙穴,艾加肾俞疾能和。

命门:在背骨十四椎下,与脐平。灸二七壮,禁针,针则愈甚,宜补不宜泻。

肾俞:在命门两旁各一寸半。灸法根据前,针法根据前。

胆寒心惊鬼交白浊

胆寒先是怕心惊，白浊遗精苦莫禁。
夜梦鬼交心俞泻，白环俞穴一般针。

心俞：在背五椎两旁一寸半，沿皮向外一寸半。灸七壮，不可多，先补后泻，亦不宜多。

白环俞：在二十一椎两旁一寸半。直针一寸半，灸五十壮。夜梦鬼交，妇人白浊，宜补。

劳　证

传尸劳病最难医，涌泉穴内莫忧疑。
痰多须向丰隆泻，喘气丹田亦可施。

涌泉：在脚底心，转足三缝中，又以二指至足跟尽处折中是穴。直针三分。伤寒劳瘵，有血可疗，无则危。先补后泻。

丹田：在脐下三寸。针八分，补多泻少，可灸百壮。丰隆见前。

盗　汗

满身发热病为虚，盗汗淋漓却损躯。
穴在百劳椎骨上，金针下着疾根除。

百劳：在背第一椎骨穴上。针三分，灸二七壮，泻之。应肺俞穴。

肾虚腰痛

肾虚腰痛最难当，起坐坚难步失常。
肾俞穴中针一下，多加艾火灸无妨。

肾俞：见前。

腰脊强痛

脊膂强痛泻人中，挫闪腰疼亦可针。
委中亦是腰疼穴，任君取用两相通。

人中：即水沟穴，在鼻下三分衔水突起处是穴。针三分，向上些，少泻无补，法灸七壮。

委中：在膝后纹动脉中。针一寸，见血即愈。

手腕疼

腕中无力或麻瘦，举指酸疼握物难。
若针腕骨真奇妙，此穴尤宜仔细看。

腕骨：在手腕起骨前陷中，翻手得穴。针入三分，灸二七壮，泻之。手麻木则补，可灸三七壮。

臂腕痛

手臂相连手腕疼，液门穴内下针明。
更有一穴名中渚，泻多勿补疾如轻。

液门：在手小指次指本节后。针入一分，沿皮向后透入阳池，泻之。

中渚：在小指次指歧骨间，本节后。针入一分，沿皮向后透腕骨，泻之。

虚　烦

连月虚烦面赤妆，心中惊恐亦难当。
通里心原真妙穴，神针一刺便安康。

通里：在腕后侧，起骨后一寸。直针半寸，泻之，禁灸。

腹中气块

腹中气块最为难，须把金针刺内关。

八法阴维为妙穴，肚中诸疾可平安。

内关：在手掌后横纹二寸，两筋间。直刺，透外关，先补后泻。名阴维穴，禁灸。应照海穴。

腹 痛

腹中疼痛最难当，宜刺大陵并外关。

若是腹痛兼闭结，支沟奇穴保平安。

外关：在腕后骨上二寸。直针透内关，先补后泻，灸七壮。大陵见前。

支沟：在腕后三寸，对间使。针三分，透间使，灸七壮。间使见后疟疾下。

吹 乳

妇人催乳痛难熬，吐得风痰疾可调。

少泽穴中明补泻，金针下了肿全消。

少泽：在手小指端外侧，去爪甲如韭叶大。刺一分，沿皮向后三分。乳疽疾疼痛补，以吐为效。

白 带

妇人白带亦难治，须用金针取次施。

下元虚惫补中极，灼艾尤加仔细推。

中极：在脐下四寸。直针二寸半，灸五十壮。妇人无子，宜刺灸，则有子，先泻后补。

血气攻心，先补后泻。

脾疾反胃

脾家之疾有多般，反胃多因吐食餐。
黄胆亦须腕骨灸，金针中脘必痊安。

腕骨：在手腕侧，起骨前陷中。针二分，看虚实补泻，灸三七壮。

中脘：在脐上四寸。针二寸五分，灸五十壮，补多泻少。

腿风

环跳为能治腿风，居髎二穴亦相同。
更有委中出毒血，任君行步显奇功。

环跳：在髀枢研骨下一指，侧卧，伸下足，屈上足方可。针三寸半，补少泻少，可灸。

居髎：在环跳上一寸，取法如前。

膝腿无力

膝疼无力腿如瘫，穴法由来风市间。
更兼阴市奇妙穴，纵步能行任往还。

风市：在膝外廉上七寸，垂手中指尽处是穴。针入半寸，多补少泻，灸七壮。

阴市：在膝上正七寸，垂手中指点穴。针入半寸，先补后泻，灸二七壮。

腿痛

髋骨能医两腿痛，膝头红肿一般同。

膝关膝眼皆须刺，针灸堪称劫病功。

髋骨：在膝盖上一寸，梁丘穴两旁各五分。直针半寸，灸二七壮，随病补泻。

膝关：在膝盖骨下，犊鼻穴旁。横针透膝眼，灸二七壮，随病补泻。

膝眼：在膝下是穴，针三分，禁灸。

膝　风

红肿名为鹤膝风，阳陵二穴便宜攻。

阴陵亦是神通穴，针到方知有俊功。

阳陵泉：在膝外辅骨下一指陷中。横针透阴陵泉，针入二寸，看病补泻。

阴陵泉：在膝内辅骨下空陷中。横针透阳陵泉。又法：取曲膝之横纹尖头是穴。针二寸五分。

脚　气

寒湿脚气痛难熬，先针三里及阴交。

更兼一穴为奇妙，绝骨才针肿便消。

三里：见前。

三阴交：在内踝上三寸，取中骨陷中。又云，在内踝上八寸。脚气，三寸，泻；妇人鬼胎，八寸，针三分。

绝骨：在足外踝上三寸。横针二分半，灸二七壮。

脚　肿

脚跟红肿草鞋风，宜向昆仑穴上攻。

再取太溪共申脉，此针三穴病相同。

昆仑：在足外踝后陷中。横针透吕细穴，灸二七壮，泻多补少。

太溪：在内踝后，跟骨上动脉陷中。

申脉：在足外踝骨节下，赤白肉际横纹。刺半寸，泻多补少，禁灸。

脚背痛

丘墟亦治脚跗疼，更刺行间疾便轻。
再取解溪商丘穴，中间补泻要分明。

丘墟：在足外踝前三分。麻木补之，如脚背红肿，出血甚妙。

行间：在足大趾次趾虎口两歧骨间。针半寸，灸二七壮，疼痛泻之，痒麻补之。

解溪：在足腕上大筋外宛宛中。针半寸，灸七壮，如头重、头风，先补后泻，此即草鞋带穴也。

商丘：在足内踝下，微前三寸。斜针三分，后透昆仑。

脚　疾

脚步难移疾转加，太冲一穴保无它。
中封三里皆奇妙，两穴针而并不差。

太冲：在行间上二寸。直针半寸，禁灸。

三里：见前。

中封：在足腕上，筋内宛宛中。针半寸，灸二七壮。

疟　疾

疟疾脾寒最可怜，有寒有热两相煎。
须将间使金针泻，泻热补寒方可痊。

间使：在掌后横纹直上三寸，两筋间。直透支沟，灸二七壮，热多泻，寒多则补，针入半寸。

时疫疟疾

时疫疟疾最难禁，穴法由来用得明。
后溪一穴如寻得，艾火多加疾便轻。

后溪：在手小指本节后，握拳横纹尖。针半寸，灸七壮，同间使补泻法。

瘰疬

瘰疬由来隐疹同，疗之还要择医工。
肘间有穴名天井，一用金针便有功。

天井：在肘尖骨上陷中。取法用手叉腰方可下针，内少海穴，外小海穴。针三分，泻之。

痔瘘

九般痔疾最伤人，穴在承山妙如神。
纵饶大痛呻吟者，一刺长强绝病根。

承山：在仆参上八寸，腿肚下分肉间。

长强：在二十一椎下，尾闾大骨当中是穴。针一寸，大痛方是穴。灸二七壮，泻之。又治胡孙痨。

大便闭塞

大便闭塞不能通，照海分明在足中。
更把支沟来泻动，方知医士有神功。

照海：足内踝下白肉际。针四分，泻之。

支沟：见前。

身痛

浑身疼痛疾非常,不定穴中宜细详。
有筋有骨须浅刺,灼艾临时要度量。

不定穴:又名天应穴,但疼痛便针,针则卧,针出血无妨,可少灸。

惊痫

五痫之症不寻常,鸠尾之中仔细详。
若非明师真老手,临时尤恐致深伤。

鸠尾:在胸前鸠尾骨下五分。针二寸半,不宜多灸,灸多令人健忘,灸一七壮。非老师高手不可下针,至嘱至嘱。

水肿

病称水肿实难调,腹胀膨脝不可消。
先灸水分通水道,后针三里及阴交。

水分:在脐上五分。灸五十壮。单腹胀宜泻,气满腹疼先补后泻。
三里:见前。
三阴交:见前。与绝骨相对,灸一七壮,治法同水分。

疝气

(三首)

由来七疝病多端,偏坠相兼不等闲。
不问竖痃并木肾,大敦一泻实时安。

大敦:在足大趾端,去爪甲如韭叶大及三毛中。针三分,沿皮向后三分,有泻有补。此穴亦治足寒湿脚气。

竖痃疝气发来频，气上攻心大损人。

先向阁门施泻法，大敦复刺可通神。

阁门：在玉茎毛际两旁各三寸。针一寸半，泻之，灸五十壮。

冲心肾疝最难为，须用神针病自治。

若得关元并带脉，功成处处显良医。

关元：在脐下三寸。针二寸，灸随年壮。即丹田也。补，不泻。

痔　漏

痔漏之疾亦可针，里急后重最难禁。

或痒或痛或下血，二白穴从掌后寻。

二白：在掌后横纹上四寸，两穴对并，一穴在筋中间，一穴在大筋外。有一法用草从项后转至结喉骨尖，骨尽折了，将草折于两，中对大指虎口缝，双圈转，两头点掌后臂上，草尽处是穴。灸二七壮，泻之，禁灸。

泻　泄

脾泄为灾若有余，天枢妙穴刺无虞。

若兼五脏脾虚证，艾火多烧疾自除。

天枢：在脐两旁各二寸。针一寸，灸五十壮，宜补。应脾俞穴。

伤　寒

伤寒无汗泻复溜，汗出多时合谷收。

六脉若兼沉细证，下针才补病痊瘳。

复溜：在足内踝上二寸。针一分，沿皮向骨下一寸半，灸二七壮。神效。

合谷：在手虎口陷中。寒补，热泻。

伤寒过经

过经未解病沉沉，须向期门穴上针。

忽然气喘攻心胁，三里泻之须用心。

期门：在乳下四寸第三肋端。针一分，沿皮向外一寸五分。先补后泻，灸二七壮。

脚细筋疼

脚细拳挛痛怎行，金针有法治悬钟。

风寒麻痹连筋痛，一刺能令病绝踪。

悬钟：在足外踝三寸。针三分。应环跳穴。

牙　痛

风牙虫蛀夜无眠，吕细寻之痛可蠲。

先用泻针然后补，方知法是至人传。

吕细：在足内踝骨肉下陷中。针三分，大泻尽方补，痛定出针，灸二七壮。

心腹满痛

（附：半身麻痹、手足不仁）

中都原穴是肝阴，专治身麻痹在心。

手足不仁心腹满，小肠疼痛便须针。

中都：在足内踝上七寸。针一寸半，沿皮向上一寸，灸七壮。

头胸痛

(呕吐、眩晕)

金门申脉治头胸,重痛虚寒候不同。

呕吐更兼眩晕苦,停针呼吸在其中。

金门:在足外踝跗骨下陷中。针三分,透申脉,泻实补虚,灸二七壮。

申脉:在足外踝骨下赤白肉际横纹。刺入半寸,泻多,补少,禁灸。

小肠疝气连腹痛

水泉穴乃肾之原,脐腹连阴痛可蠲。

更刺大敦方是法,下针速泻即安然。

水泉:在足内踝跗骨横量一寸,直下一寸。针五分,泻之,灸七壮。

脾胃虚弱

咽酸口苦脾虚弱,饮食停寒夜不消。

更把公孙脾俞刺,自然脾胃得和调。

公孙:在足内侧本节后一寸陷中。蜷两脚底相对。针一寸三分。

脾俞:在背脊十一椎两旁一寸半。针三分,灸三壮。

臂细筋寒骨痛

臂细无力转动难,筋寒骨痛夜无眠。

曲泽一针依补泻,更将通里保平安。

曲泽:在肘横纹筋里,与尺泽穴对,筋外尺泽穴,筋内曲泽穴,陷中。针三分,痛,泻,禁灸。

穴法歌

穴法浅深随指中，砭焫尤加显妙功。
劝君若治诸般病，何不专心记《玉龙》。
圣人授此《玉龙歌》，泻补分明切莫差。
祖师定穴通神妙，说与良医慎重加。

穴法相应三十七穴

承浆应风府，风池应合谷，迎香应上星，翳风应合谷，听会应合谷，哑门应人中，攒竹应大阳，大阴应合谷、睛明，内迎香应合谷，人中应委中，肾应委中，髋骨应风市，足三里应膏肓，肩井应足三里，阳陵泉应支沟，昆仑应命门，昆仑应行间，申脉应合谷，太冲应昆仑，髋骨应曲池，肩井应支沟，尺泽应曲池，肩应髋骨，间使应百劳，关冲应支沟，中渚应人中，少冲应上星，后溪应百劳，神门应后溪，通里应心，百劳应肺，膏肓应足三里，风门应列缺，照海应昆仑，鸠尾应神门，中极应白环，天枢应脾。

注解标幽赋

“拯救之法，妙用者针，察岁时于天道，定形气十人心。春夏瘦而刺浅，秋冬肥而刺深。不穷经络阴阳，多逢刺禁。既论脏腑虚实，须向经寻。”第一韵专论针刺之当谨慎，不可造次，须辨经络阴阳、脏腑虚实而行补泻也。

“原夫起自中焦，水初下漏，太阴为始，至厥阴而方终；穴出云门，抵期门而最后。”之脉，穴出期门也，为终。周而复始循环，与滴漏天度无差，号曰斗合人统也。

“正经十二，别络走三百余支。”十二经络、督任两经贯串三百六十余穴，以同日度并诸络。十二经、奇经八脉、皇络、孙落、横络、丝络，末取尽名。然不过一昼夜脉行一万三千五百息，血行八百一十丈，一周而已“正侧偃伏，气血有六百余候。”背为阳，行于阴俞；腹为阴，行于阳俞，总三百六十余穴，左右胁肋合穴六百余候。

“手足三阳，手走头而头走足；手足三阴，足走腹而胸走手”。

手三阳，从手走至头；足三阳，从头走至足；足三阴，从足走至腹；手三阴，从胸走至手，《难经》所载明矣。

“要识迎随，须明逆顺。”顺经络而刺是谓补，逆经络而刺是谓泻。手法在人，根据经用度。

“况乎阴阳气血多少为最，厥阴、太阳，少气多血；太阴、少阴，少血多气；而又气多血少者，少阳之分；气盛血多者，阳明之位。先详多少之宜，次察应至之气”。

气血多少，已注经络，不必重论。

“轻滑慢而未来，沉涩紧而已至。”指弹其穴，穴下气轻、滑、慢，气未至也，勿刺，待气至方可刺也。穴下气来沉、涩而急，即可刺也。

“既至也，量寒热而留疾。未至者，据虚实而候气。”气至也，可留则留，可速则速。寒则留，热则速，不可失时。候气未至，或进或退，或按或提等，引气至方可刺也。

“气之至也，若鱼吞钩饵之浮沉。”气至穴下，若鱼吞钩，若蚁奔走，或浮或沉也。

“气未至也，似潜处幽堂之深邃。”穴下气不至，若虚堂无人，刺之无功，不可刺也。

“气至速而效速，气至迟而不治。”气之至也，刺之即愈。气未至也，如刺绣工，徒劳人尔。

“观夫九针之法，毫针最微，七星可应，众穴主持。”古针有九名，毫针按七星斡运璇玑，最为常用也。

“本形金也，有蠲邪扶正之道。”金者，刚健中正之性，可以去邪，扶持正气也。本形言针之为物。

“短长水也，有决凝开滞之机。”水有开山穿石之力，以润下为功。针之短长深浅，如水之用也。

“定刺象木，或斜或正。”斜刺，可曲，可直，可斜，可正，犹木之曲直也。

“口藏比火，进阳补羸。”口温针热，补调荣卫，毋令冷热相伤，犹火之能炎上也。

“循机扪而可塞，以象土。实应五行而可知。”土可以塞水，针可以塞病，源是以象土也。一针之用，五行俱全。

“然是一寸六分，包含妙理。虽细桢于毫发，同贯多岐。”恒所用者毫针也。按黄帝铜人流注之法，肘前膝下一寸六分，只有八分为针柄，是针二寸四分也。按气血、经络变化无方，唯针所治。

“可平五脏之寒热，能调六脏之虚实。”脏腑要分表里、虚实、寒热，针法在斯矣。

“拘挛闭塞，遣八邪而去矣；寒热痛痹，开四关而已之。”太乙移宫之日，八风之邪。主人寒热头痛，若开辟四关，病可除也。四关者，两手、两足，刺之而已矣。正所谓六十六穴之中也。

“凡刺者，使本神朝而后入；既刺也，使本神定而气随。神不朝而勿刺，神已定而可施神者脉也。脉息见于穴下，气至可刺之，脉息不至则不均，不全则不定，穴下气分不可刺也。至慎、至慎。

“定脚处取气血为主意，下手处认水土是根基。”先占口鼻，呼吸匀者可刺。水土者，太溪、冲阳也。绝则勿刺焉。

“天、地、人，三才也，涌泉同璇玑、百会。”百会在顶，应天主乎气；涌泉在足底，应地主乎精；璇玑在胸，应人主乎神。得之者生，失之者亡，应乎三才者也。

“上中下三部也，大包与天枢、地机。”上中下三部，谓之三要。大包在腋下三寸，主脾之大络，一要也；天枢者，挟脐旁二寸，谓之关，二要也；地机者，脾舍之，在膝下五寸，下部之总，三要也。

“阳跷、阳维并督脉，主肩背腰腿在表之病。”督脉起下极之俞，主肩背夹脊之病。阳跷在足外踝下白肉际，足太阳膀胱穴。阳维在膀胱下命门穴，与督脉皆属阳，为补泻兼治胫酸、身颤、癫痫之疾。督脉为阳脉之海。

“阴跷、阴维、任、带、冲，去心腹胁肋在里之疑。”任脉起中极之俞，上毛际曲骨俞。冲脉起气冲并足阳明至胸，散诸部中。带脉起于季胁下一寸八分，周回一身，与任脉同治，阴脉之海也。阴跷起于跟中。阴维起于诸阴交会处，所治“二陵、二跷、二交，似续而交五太。两间、两商、两井，相根据而列两肢(两肢当做四阳陵泉、阴陵泉、阳跷、阴跷，交信、交仪。五太者，相接太冲、太白、太溪、太渊、太陵，商丘、商阳，二间、三间，天井、肩井相根据乎手足四肢也。上下左右，前后内外交平而百病可治也。

“足见取穴之法，必有分寸。先审自意，次观肉分。或伸屈而得之，或平直而安定。在阳部筋骨之侧，陷下为真；在阴分之间，动脉相应。”取穴莫熟于分寸，详字意最紧。手背、足背、脊背，阳部在两筋之旁，以指按陷下者是穴。手心、脚底、腹肚，阴之分，在筋骨之间，以指下动脉应之是穴也。

“取五穴用一穴而必端，取三经使一经而可正。”取五穴者，谓如阳经用甲、丙、戊、庚、壬时，取一时，分井、荥、输、经、合，五穴既定为奇偶，三经只取一经。余同此例。

“头部与肩部详分，督脉与任脉异定。”此言经络须要精熟，督脉、任脉，一阳一阴，在明师手指，不可造次。

“明标与本，论刺深刺浅之经；住痛移疼，取相交相贯之迳。”曰法寅、卯、辰，上为标；申、酉、戌，下为本。巳、午、未，上为标；亥、子、丑，下为“岂不闻脏腑病，而求门、海、俞、募之微。”门、海出入之道，俞、募终始之处，五脏各有俞、募。

“经络滞，而求原、别、交、会之道。”阴俞阴，谓之交；阳原阳，谓之会。“更从四根，三结，根据标本而刺无不痊。”《素问》云：太阳根于至阴，结于命门；阳明根于厉兑，终于颃颡；少阳根于窍阴，结笼；太阴根于隐白，结于太仓；少阴根于涌泉，结于廉泉；厥阴根于大敦，结于玉英，此谓三结四根。有足太阳根于复溜，溜于京骨，注于昆仑，入于天柱、飞扬也；足少阳根于窍阴，溜于丘墟，注于阳辅，入于光明、天容也；足阳明根于厉兑，溜于冲阳，注于下陵，入于人迎、丰隆也；手太阳根于少泽，溜于阳谷，注于少海，入于天窗、支正也；手少阳根于关冲，溜于阳池，注于支沟，入于天牖、外关也；手阳明根于商阳，溜于合谷，注于阳溪，入于天突、偏历也；手太阴根于少商，溜于太渊，注于列缺，入于迎香；手少阴根于少冲，溜于神门，注于通里，入于极泉；手厥阴根于中冲，溜于太陵，注于内茎，入于天池、郄门也。按：《素问》此篇不载后一段。

“但用八法、五门，分主客而针无不效。”用针八法者，迎随一也，转针二也，指法三也，针头四也，虚实五也，阴阳六也，提按七也，呼吸八也。补虚泻实，损益在此八法。

五门者，井、荥、输、经、合也。春刺井，夏刺荥，秋刺经，冬刺合，四季月刺输穴。

五门一月一同一日，亦有五门同年辰例。客者，客邪也；主者，主气也。知之者，刺之无有不效“八脉始终连八会，本是纪纲；十二经络十二原，是为枢要。"甲光明走乙肝，乙蠡沟走甲胆，丙腕骨走丁心，丁通里走丙小肠，戊丰隆走巳脾，巳公孙走戊胃，庚偏历走辛肺，辛列缺走庚大肠，壬飞扬走癸肾，癸大钟走壬膀胱，三焦与包络相为表里，此为十二原穴。八脉者，奇经也。有督脉、任脉、冲脉、带脉、阴维、阳维、阴跷、阳跷，是为八脉也。八会者，腑会中脘，脏会章门，筋会阳陵泉，髓会阳辅，血会膈俞，骨会大杼，脉会太渊，气会膻中，此八穴阴通八脉，相辅而用。一日刺六十六穴之法，方见幽微；一时取十二经之原，始知要妙。

一日刺六十六穴之法，用甲、丙、戊、庚、壬五穴，每时相配乙、丁、己、辛、癸。一时十穴，五六三十，两手两足相对，共计六十穴。一时平取十二经之原，亦可遍经而已矣。

"原夫补泻之法，非呼吸而在手指；速效之功，要交正而识本经。"《经》云：宁失其穴，勿失其经；宁失其时，勿失其气。古人云：有八法：弹、捻、循、扪、摄、按、爪、切，用此如神，故不再执呼吸也。

"交经缪刺，左有病而右畔取；泻络远针，头有病而脚上针。"手足大病，左因右侵凌，右因左攻击。黄帝云：是动则病经气，更取所生者，病血络更然，故上下、前后、左右、腹背，交经平刺也。

"巨刺与缪刺各异，微针与妙刺相通。"巨、微、妙，毫针之刺；缪，交平而刺；巨，随气色而针之，故不同也。

"观部分而知经络之虚实；视浮沉而辨脏腑之寒温。"此言三部九候，刺虚实、寒热、表里也，而后刺法行焉。

"且夫先令针耀，而虑针损；次藏口内，而欲针温。"古人云：口温针暖，毋令针冷，与皮肉相合，故不损折也。

"目无外视，手如握虎，心无内慕，如待贵人。左手重而多按，欲令气散；右手轻而徐入，不痛之因。"手法之原，先要左手在穴重按有准，右手轻捻至分寸，自不痛也。

"空心恐怯，直立侧而多晕；背目沉掐，坐卧平而没昏。"此明用针规矩法式也。

"推于十干、十变，知孔穴之开合；论其五行、五脏，察日时之旺衰。伏如横弩，应若发机。阴交、阳别而定血晕，阴跷、阳维而下胎衣。"三阴之交与三阳别走阴跷、阳维，皆治产难、下胎、血晕，此之谓也。

"痹厥偏枯，迎随俾经络接续；漏崩带下，温补使气血根据归。"风科有一痹，言风寒湿冷而为痹也。接续，刺包、焦诸穴。女人血下有四：崩者急下，漏者点滴下，渗者浸浸而下，带者随便溺而下。荣卫气息安定，方可刺也。

“静以久留，停针候之。”用针刺产难、崩漏淹涎等病，皆可停针留法，罔不效也。

“必准者，取照海治喉中之闭塞；端的处，用大钟治心内之呆痴。”照海通阴跷，足少阴经也，可刺喉闭。大钟走足太阳，可刺失心之病。

“大抵疼痛实泻，痒麻虚补。体重节痛而俞居，心下痞满而井主。”百病麻痒不仁、清冷者，虚也，可补之；疼痛者，实也，可泻之。五门所主不同，井主心下满闷；荥主气热恍惚；输主体节疼痛；经主寒热喘嗽；合主气逆泄利也。

“心胀咽痛，针太冲而必除；脾痛胃疼，泻公孙而立愈。胸满腹痛刺内关，胁疼肋痛刺飞虎。筋挛骨痛而补魂门，体热劳嗽而泻魄户。头风头痛刺申脉与金门，眼痒眼疼，泻光明与地五。泻阴止盗汗，治小儿骨蒸。刺偏历利小便，医大人水蛊。中风环跳而宜刺，虚损天枢此一节俞穴明注，不必重解。

“由是午前卯后，太阴生而疾温；离左酉南，月朔死而速冷。”子、丑、寅三时，阴中之少阳不足为用也。午前卯后，乃辰巳之时，阳中之老阳，可治万病之虚寒。酉、戌、亥三时，阴中之老阴，不足生发也。离左酉南，乃未申之时，阳中之少阴，可治万病之烦躁者。温其虚寒则针而补之，灸而呵之；冷其烦躁则针而泻之，灸而吹之。

以丈夫同室女、妇人，比童子治之。

“循扪弹努，留吸母以坚长。爪下伸提，疾呼子而嘘短。”此言八法，虚补其母，实泻其子也。

“动退空歇，迎夺右而泻凉；推内进搓，随济左而补暖。”此明左右转针补泻，取手俯、手仰法也。

“慎之！大危疾患，色脉不顺而莫针；寒热风阴，饥饱醉劳而切忌。”天有六气，阴、阳、风、雨、晦、明；地有六邪，风、寒、暑、湿、温、燥；人有六情，喜、怒、哀、乐、好、恶。共十八事，皆禁忌，不可针也。

“望不补而晦不泻，弦不夺而朔不济。”望日魂魄皆满，血气坚盈，不可补也。晦日月空已尽，人气已衰不可泻也。朔日月会也，月之阴魄未成，日之阳魂始生，人气亦然，故不可泻也。上弦月始生，气血始结，卫气始行，不可夺也。下弦月始减，人气血亦空，不可古圣有云，针刺之法大禁，一月之内晦、朔、弦、望四日,谓之四忌。

“精其心而穷其法,无灸艾而坏其皮;正其理而求其原,免投针而失其位。”“位”者,胃也。灸不当其穴,损伤荣血,肝也。刺不中其法,丧败卫气,胃也。

“避灸处而和四肢,四十有九;禁刺处而除六俞,一十有二。”忌针之穴,见《针经》第四卷。

“抑又闻高皇抱疾未瘥,李氏刺巨阙而得苏;太子暴死为厥,越人针维会而复醒。肩井、曲池,甄权刺臂痛而复射;悬钟、环跳,华佗刺足而立行。秋夫针腰俞而鬼免沉,王纂针交俞而妖精立出。刺肝俞与命门,使瞽士视秋毫之末;取少阳与交别,俾聋夫听夏蚋之声。

嗟夫!去圣愈远,斯道渐坠,或不得意而散其学,或炫其能而犯禁忌。愚庸志浅,难契于元言,至道渊深,得之者有几?偶述斯言,不敢示诸明达者焉,庶几乎童蒙之心启。”

天星十一穴歌诀

三里内庭穴，曲池合谷彻。
委中配承山，下至昆仑绝。
环跳与阳陵，通里与列缺。
合担用法担，合截用法截。
专心常记此，莫与闲人说。
三百六十穴，不如十一穴。
此法少人知，金锁都门镭。
将针治病患，有如汤沃雪。
非人莫传与，休把天机泄。

三　里

三里在膝下，三寸两筋间，能除心腹胀，善治胃中寒，肠鸣并积聚，肿满膝胫酸，劳伤形瘦损，气蛊病诸般。人过三旬后，针灸眼能宽。取穴当举足，得法不为难。

内　庭

内庭足两间，胃脉是阳明，针治四肢厥，喜静恶闻声，遍身风隐疹，伸欠及牙疼，疟病不思食，针着便惺惺。

曲　池

曲池曲肘里，曲着陷中求，善治肘中痛，偏风手不收，挽弓开未得，筋缓怎梳头，喉闭促欲绝，发热竟无休，遍身风隐疹，针灸必能瘳。

合谷

合谷名虎口，两指歧骨间，头痛并面肿，疟疾病诸般，热病汗不出，目视暗漫漫，齿龋鼻鼽衄，喉禁不能言，针着量深浅，令人便获安。

委中

委中曲腘里，动脉偃中央，腰重不能举，沉沉压脊梁，风痹髀枢痛，病热不能凉，两膝难伸屈，针下必安康。

承山

承山名鱼腹，腨下分肉间，可治腰背痛，久持大便难，香港脚膝下肿，战栗腰疼酸，霍乱转筋急，穴中刺必安。

昆仑

昆仑足外踝，后向足跟寻。

肿腰尻痛，脚胯痛难禁，头痛肩背急，气喘上冲心，双足难行履，动作即呻吟，要得求安乐，须将穴下针。

环跳

环跳在髀枢，侧身下足舒，上足曲求得，针得主挛拘，冷风并湿痹，身体或偏枯，呆痴针与灸，用此没疏虞。

阳 陵

阳陵居膝下，一寸外廉中。膝腿难伸屈，拘挛似老翁，欲行行不得，冷痹及偏风，诚记微微刺，方知最有功。

通 里

通里腕侧后，度量一寸中，善呻并数欠，懊及心忪，实在四肢肿，喉间气难通，虚则不有语，苦呕痛连胸，肘膊连痛，头腮面颊红，针入三分妙，神功甚不穷。

列 缺

列缺腕侧上，手指头交叉，主疗偏风患，半身时木麻，手腕全无力，口噤不开牙，若能明补泻，诸病恰如拿。

人神尻神歌诀

九部人神歌诀

一脐二心三到肘，四咽五口六在手，
七脊八膝九在足，轮流顺数忌针灸。

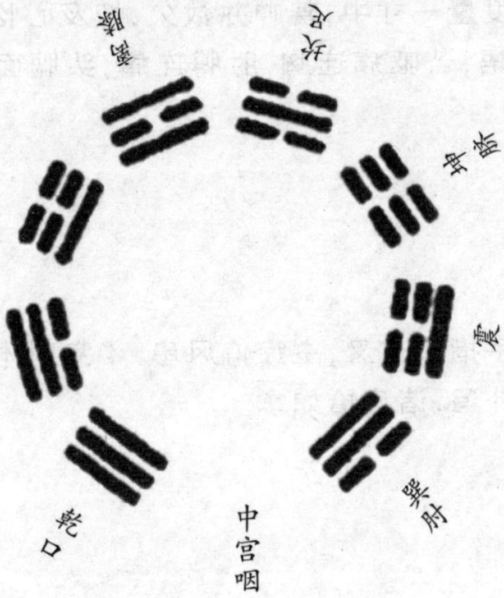

九部人神禁忌图

九宫尻神歌诀

针家若要辨尻神，一岁坤宫外踝轮，
二震还当牙共腨，三头口乳巽宫陈，
四中肩尾并穷骨，五耳干宫背面循，
六管兑宫当手膊，七为腰项艮之门，

八离膝肋毋轻视，九坎当脐肘脚存，
十岁依前零顺走，明医仔细与评论。

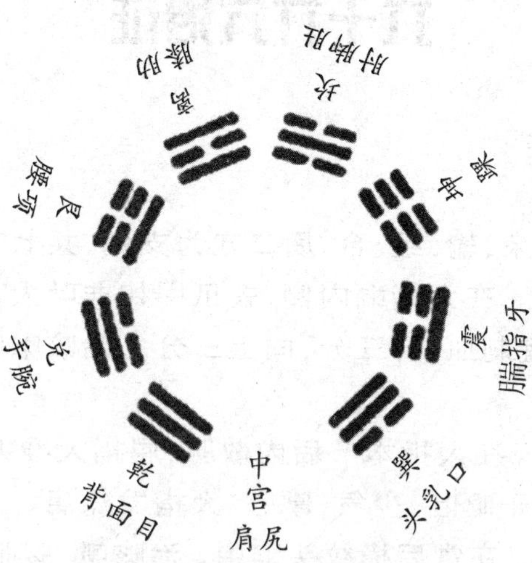

九部尻神禁忌图

其法一岁起坤宫，二岁震宫，若一十岁仍在坤宫，二十岁震宫，三十岁巽宫，零年随顺，一岁一宫，顺行矣。

太乙日游九宫血忌诀

凡八节之日，各根据其宫，起一日、二日，顺数一十日，仍在本宫。二十日、三十日，零数二例，顺至四十五日止。假如夏至日，一日在离宫，二日在坎，三日在坤，四日在震，五日在巽……至十日复至离宫。二十日在坎，三十日在坤，四十日在震，四十一日在巽，不宜针灸左肩也。余并同用此例。

六十六穴治证

辛 手太阴肺经

(凡五穴为井、荥、输、经、合,后二穴为支别,共七穴)

少商 为井木。在大指端内侧,去爪甲如韭叶大,与爪甲根齐,白肉际宛宛中。禁灸,宜刺血,针三分,向上三分。治咳嗽喘逆,咽喉壅闭,双蛾,枯楼风。

鱼际 为荥火。在大指本节后内散脉,屈指大维尖。针三分。治伤风咳嗽,头疼目眩,咽干呕吐,少气,掌心、大指发热痛。

太渊 为输土。在掌后横纹头陷中。治咳嗽、腹胀、心疼,呕吐上气,眼疾。

经渠 为经金。在寸口陷中,脉会处。禁灸,伤神。针向太渊穴。治热病、喘逆,心尺泽为合水。在肘中纹上动脉,臂屈伸横纹筋骨罅中。禁灸。治五般腰疼,手臂风痹。肘疼筋急,咳嗽上气,口干痛,癫痫。

列缺 通任脉,别走阳明。针一分,向下。在腕侧,以手交叉取示指尽处,两筋骨罅中。治伤寒,发热无汗,气喘寒热,诸嗽有痰,心满腹胀,食噎,游走气,七八瘕,肠风,脏毒,小便五淋,半身不遂,腕劳臂痛,疟,妇人血气不和,胎衣不下,小儿脱肛。

孔最 抵手阳明,在腕上一寸宛宛中。治太阴热病无汗,肘臂屈伸难。

庚 手阳明大肠经

(正六穴,其支二穴,共计八穴)

商阳 为井金。在大指次指内侧,去爪甲如韭叶。针一分,向上三分。治喘急气上,牙痛,耳聋,目赤肿。

二间 为荥水。在大指次指第二节后,内侧陷中。针入一分,向后三分。治肩背强痛以惊,喉痹,鼻衄,牙痛。

三间 为输木。在大指次指第三节后内侧,捻拳横纹头中。针一分,沿皮向后透合谷穴。治胸满,肠鸣泄泻,喉痹咽干,气喘唇焦,牙痛齿龋。孕妇勿用。

合谷 为原。在大指次指虎口岐骨间动脉中。治头面耳目鼻颊口齿诸疾,伤寒发热无汗,小儿疳气,眼疾。

阳溪 为经火。在腕中上侧,两筋间陷中。直刺下。治热病心烦,头风目痛,癫痫喜笑。如神。

曲池 为合土。在肘外辅骨,屈伸、曲手横纹头,以手拱胸取之。治中风半身不遂,遍身风痛,疮疥,两手拘挛红肿,伤寒发热,过经不除。

偏历 手阳明络,别走太阴。在腕后三寸。治疟寒热无汗,目昏耳鸣,口㖞,手痛,喉痹,鼽衄,水蛊,小便不利。

肩髃 两手关系肩头膊骨正中,两骨间,举臂取之。治中风半身不遂,手臂挛急,筋骨酸痛,风热隐疹。

丁 手少阴心经

(正五穴,其支二穴,共计七穴)

少冲 为井木。在手小指内侧,去爪甲如韭叶。治五痫,心痛,热病,胸满气急,手挛臂痛,掌热。虚悲惊;实喜笑。

少府 为荥火。在小指本节,直劳宫中。治虚悲忧少气,心痛;实癫痫,谵语,臂痛,背疽初发。

神门 为俞土。在掌后兑骨端。治疟恶寒发热,咽干身热,狂言,胸满腹痛,减食,心惊,少气喘嗽,唾红吐血,遗尿,手臂难举,五痫之疾。

灵道 为经金。在掌后一寸。治心疼悲恐,暴喑难言。

少海 为合水。在肘内廉节后大骨外,去肘端五分,横纹动脉中,屈肘向头取之。忌灸。治头疼,项急,胸满,心烦及肩膊手臂麻木难举。

阴郄 在掌后去腕五分,动脉中。治胸满心痛,气逆,失音难言,衄血,洒淅恶寒,霍乱,惊恐,盗汗,小儿骨蒸。

通里 别走太阳,在腕上后一寸。治心惊怔忡,烦闷,腹胀减食,头面赤,四肢不遂。

丙 手太阳小肠经

（正六穴，其支二穴，共计八穴）

少泽 为井金。在小指端，去爪甲下一分。治项急，咳嗽、喉痹、舌疮，目赤，妇人无乳并乳痛。

前谷 为荥水。在手小指外侧，本节前陷中。治伤风，发热无汗，项急背强，颌肿，咽干口渴，目赤，五指热痛。

后溪 为输木，通督脉。在手小指外侧，本节后，外腕起骨前，拳尖上，治伤寒头痛，身浮肿，中风身体不遂，腰脚沉重，项急膊痛，臂挛筋急，疟疾寒热，胸满腹胀，盗汗难卧，耳聋目痛，喉痹，五痫，五淋。

腕骨 为原。在手外侧，腕前起骨下陷中。治热病无汗，偏枯臂痛，失饥伤饱，浑身黄肿，饮食无味，目翳冷泪。

阳谷 为经火。在外侧腕中，兑骨下陷中。治热病过时无汗，颠狂乱语，耳聋，齿痛，目眩红肿，内障。

少海 为合土。在肘内大骨外，去肘端五分陷中，屈肘向头取。治头痛项急，四肢无力，手臂外廉肿痛，小肠气，妇人经脉不行。

养老 抵少阴络，在踝骨上一寸，沿皮向下至阳谷。治肩背强急，眼痛。

支正 别走太阳，在腕后五寸，去养老穴四寸。治五劳七伤，四肢虚乏，惊恐，肘挛指痛。

乙 手厥阴心包络经

（正五穴，其支二穴，共计七穴）

中冲 为井木。在中指端，去爪甲如韭叶陷中。无病不用，用则令人闷。治热病无汗，九种心痛，烦闷，中风舌强，头疼掌热。

劳宫 为荥火。在掌中横纹动脉中，屈无名指是穴。勿多用。治中风身体不遂，癫痫狂笑，心痛，气喘，口臭。

大陵 为输土。在掌后两筋间陷中。治心膈痛，喜笑悲哀，头痛目赤，小便不利。

间使 为经金。在掌后三寸，两筋间陷中。治癫发狂，疟生寒热，心疼惊悸，呕逆胸满胸，咽痛、臂疼。

曲泽　为合水。在肘内廉陷中，屈肘取之。治心痛呕血，胸满口干，肘臂筋挛。

郄门　手厥阴。去腕五寸。治神气不足，惊恐畏人，心痛呕血，鼻衄。

内关　通阴维，别走少阳，在掌后去腕二寸，两筋中，仰手取之。治伤寒发热，胸满腹胀，心痛，肠鸣冷痛，脾黄，癖块，泻利，食积，咳嗽哮喘，肠风痔漏，五淋。

甲　手少阳三焦经

(正六穴，其支二穴，共计八穴)

关冲　为井金。在小指次指端，去爪甲角如韭叶。治头痛、喉痹，目痛，臂急肘疼。

液门　为荥水。在小指次指间陷中，握拳取。治五痫，惊悸，头痛目赤，齿出血，手臂肿痛。

中渚　为输木。在小指次指本节后间陷中。治脊间心后疼，头痛，耳聋，目赤，喉痹，肘臂挛急，五指难伸及小儿目涩羞明。

阳池　为原。在手表腕上陷中。治疟疾寒热，心痛，胸满，臂疼，身沉步难，腕劳。

支沟　为经火。在腕后三寸，两骨间陷中。治伤寒无汗，胸满，肩背胁肋疼痛，口噤，暴哑，霍乱吐泻。

天井　为合土。在肘后大骨一寸，两筋骨间，叉手按膝上取。治五噎十膈，翻胃吐食，风痹筋挛骨痛，咳嗽上气，心疼惊悸，小腹胀疼及羊痫。

外关　通阳维，少阳络。在腕后二寸，前踝骨尖后，两筋中，覆手取。治伤寒，自汗盗汗，发热恶风，百节酸疼，胸满，拘急，中风半身不遂，腰脚拘挛，手足顽麻冷痛，偏正头风，眼中冷痛冷泪，鼻衄，耳聋，眼风。

会宗　通支沟，三阳络，在腕后三寸空中。治风痫，肌肤痛，耳聋。

乙　足厥阴肝经

(正五穴，其支二穴，共计七穴)

大敦 为井木，在足大趾端，去爪甲如韭叶，及三毛中。治七疝，阴肝心痛，腹胀，脐下急，中热，尸厥，血崩。

行间 为荥火。在足大趾间动脉中。治水蛊、胀满，心疼咳逆，吐血咽干，寒疝，溺难，腰痛，脚气红肿。

太冲 为输土。在足大趾本节后二寸骨罅间，动脉中，系太冲脉。治腹中诸疾，胸胁支满，水不通，漏下，贲中疼，阴挺出，马刀腋肿。

中封 为经金。在踝内前一寸。斜行小脉上，伸足仰趾取。治疟寒热，腹痛寒疝，足痛步难，草鞋风。

曲泉 为合水。在膝内辅骨下两筋间，屈膝横纹头中。治中风、腰脚冷痛，腹痛，泄利脓血，妇人血瘕。

蠡沟 别走少阳，在内踝五寸。治项急，腹痛，足寒腿酸，卒疝，小便不利，肾脏风痒，妇人月水不调，赤白带下，脐下积疼。

中都 在内踝上七寸，骨中，与少阴相直。治肠癖，遗疝，小腹疼，足寒胫寒，行难，妇人血崩，恶露不止。

甲 足少阳胆经

(正六穴，支别四穴，共计十穴)

窍阴 为井金。在小趾次趾岐骨间，本节前陷中。治头昏项疼，胁痛，目赤耳聋。

侠溪 临泣为输木，通带脉。在小趾次趾本节后间陷中，去侠溪寸半，垂足取。治癫痫，中风身足不遂，腰腿难辛，寒湿香港脚，手足顽麻，偏正头风，面痒，目赤眵泪，耳聋，喉痹牙痛，失饥伤饱，四肢浮肿，面黄肌瘦，气血不和，伤寒解利后多汗。

丘墟 为原。在外踝下如前陷中，去临泣三寸。治头项强，胸满腹胀，上气喘促，霍乱转筋，卒疝，疟寒热，腋肿，腰胯腿膝脚寒湿，酸疼红肿，草鞋风，目生翳。

阳辅 为经火。在外踝上四寸，辅骨前，绝骨端，如前三分，去丘墟七寸。治胃弱减食，肠鸣腹胀，筋挛骨痛，足肿。

阳陵泉 为合土。在膝下一寸外廉，骨下，微侧陷中。治筋病，中风半身不遂，腰腿膝脚诸病，喉痹，风痰，便毒。

绝骨 在足外踝上三寸动脉中。治伤寒大热无汗,心疼腹胀,中焦寒热,减食吐水,腰胯急痛寒湿,遍身疮疥,香港脚。

光明 走厥阴。在外踝五寸。治热病无汗,中风身体不遂,与阳辅治同。虚则腿脚痿痹,酸,眼痒;实则热膝痛。

阳交 在外踝上七寸,斜属三阳分,内同。治寒厥惊狂,胸满,面肿喉痹,膝胻麻痹,寒热不仁。

环跳 在髀枢中,丸子骨下。两腿间系,侧卧,伸下足,屈上足取。治中风,身体不遂,血凝气滞,浑身、腰腿风寒湿痹,生疮肿癞。

巳 足太阴脾经

(正穴五,支穴二,共计七穴)

隐白 为井木。在大趾端内侧,去爪甲如韭叶。治腹胀,喘吐血衄,肠滑,食不化,月经不止,血崩。

大都 为荥火。在大趾本节内侧白肉际。治热病遗热不解,足心发热,脾胃不和,胸膈痞闷,腹痛吐逆。

太白 为输土。在大趾内侧,核骨下陷中。治热病无汗,脾胃虚弱,腹肠鸣,呕吐,泻泄,霍乱,不思饮食,身热,腿疼,手足冷,腰尻痛,大便难。

商丘 为经金。在内踝下微前陷中。治身体拘急,腿脚内廉疼,腹胀肠鸣,身寒气逆,绝子。

阴陵泉 为合水。在膝下内侧辅骨下陷中,屈膝伸足取。治霍乱,腹胀喘逆,七疝八瘕,腰落,小便不利。

公孙 通冲脉,别走阳明,在大趾本节后,去太白一寸。治妇人诸疾,产后血晕,胎衣不下风,七疝,脱肛。

三阴交 通三阴聚会处,在内踝上三寸,骨下陷中。孕妇勿用。治身重足痿,膝内廉疼,七疝,小肠气,便毒,小便不利,五淋。

戊 足阳明胃经

(正六穴,其支一穴,共计七穴)

厉兑 为井金。在大趾次趾端,去爪甲如韭叶。治热病无汗如疟,尸厥、口噤，腹胀，多睡，面肿，喉痹牙疼。

内庭　为荥水。在大趾次趾外陷中。治腹胀久疟，四肢厥逆，牙疼，腿膝足跗红肿。

陷谷　为输木。在大趾次趾外间本节后陷中，去内庭二寸。治久疟无汗，面肿，腹胀肠鸣，腿膝肿痛。

冲阳　为原。在足跗骨上，去陷谷三寸动脉。治偏风，口眼歪斜，寒热如疟，牙疼。

解溪　为经火。在冲阳后一寸半，腕口系鞋处。治喘嗽上气，腹中积气游走，头昏目翳，眉棱疼。

三里　为合土。在膝下三寸，骨外廉两筋间，以大指次指圈其膝盖，中指尽处是穴，举足取。治男女百病，五劳七伤，脾胃诸气、诸疾，诸蛊，诸眼疾，喉痹，风寒诸疼痛。

丰隆　别走太阳，外踝上八寸下廉，外廉陷中。治身体倦怠，腿膝酸痛，四肢不收，心腹气痛，大小便难，寒喘嗽急，喉痹气逆。

癸　足少阴肾经

(正五穴，其支三穴，共计八穴)

涌泉　为井木。在足心近大趾大筋白肉际，屈足卷趾取。治男子如蛊，女子如狂，身热头痛，气喘足寒，大便闭结。

然谷　为荥火。在内踝前起，直下一寸，大骨下陷中。勿见血。治寒湿香港脚，疮疥癣痛，小儿脐风口噤。

太溪　为输土。在内踝后，跟骨下，动脉陷中。治疟寒热，咳逆心烦，鼻衄吐血，牙疼，胫寒，小便黄赤。

复溜　为经金。在内踝上二寸，动脉陷中。治浑身疼，盗汗，腰痛引脊，腹胀肠鸣，四肢浮肿，胫寒足痿，小便杂色。

阴谷　为合水。在膝内辅骨后，大筋下，小筋上，屈膝按之，应手取。治伤寒小便不通，腹疼，漏下赤白，小便黄赤。

水泉　在内踝下，太溪下一寸。治月事不来，来即心闷，阴挺出，小便淋，腹痛，目昏。

照海　通阴跷，在内踝四分，赤白肉际。治伤寒发热，咽喉肿痛，头风胸满，腹胀恶心，翻胃吐食，酒积食癖，血瘕气块，肠风漏血，大便闭结，小肠疝气，遗尿，女人产后血晕，经水不调。

大钟　走太阳，在足跟冲中，当踝后，绕跟取。治胸腹喘逆少气，惊恐，口燥咽干，咳吐，喉中鸣，食噎烦闷，呕，腰疼，大便秘，嗜卧，口中热，小便不利。

壬 足太阳膀胱经

（正六穴，支穴有四，凡十穴）

至阳　为井金。在小趾外侧，去爪甲角如韭叶。治头风，目昏晕，鼻衄，腹胀减食，胸满，小便难。

通谷　为荥水。在小趾外侧，本节前陷中。治头疼目赤，鼻衄，腹胀减食。

束骨　为输木。在小趾外侧，本节后陷中。治头痛项急，目昏烂眩，小儿诸痫。

京骨　为原。在外侧大骨下，赤白肉际中，按之得。治头项腰胯筋挛骨痿诸疾，目病，鼻疾。

昆仑　为经火。在外踝后腿骨上，大筋后五分，细脉应手。治腰尻膝足，风寒湿痹，肿痛，暴喘上气，诸痫，便毒。

委中　为合土。在中央，内筋骨约纹中动脉。治身重腰痛，膝劳髀疼，四肢无力，失尿。

申脉　通阳跷。在外踝下容爪甲，白肉际。治一身，四肢拘挛痛肿，麻痹疼痛，历节风，头风，眉棱疼痛，目赤，鼻衄，耳聋。女人吹乳。

跗阳　在外踝上三寸，阳跷，太阳后，少阳前，筋骨间。治腰腿胯胫急，酸痛，四肢不举。

承山　在兑端肠腿肚下，分肉间，离足跟上八寸。治腰脊腿足拘挛，寒湿脚膝肿痛，大便难，痔疮、肠风，脏毒，便痈，霍乱，转筋。

飞扬　别走少阴。在踝上九寸。治诸癫，头目昏沉，颈项强痛，腰腿手足历节风，鼻鼽衄血，疟寒热，痔疮。

流注序

天有十干，地支十二。以干加支，常遗其二。二一合化，五运六气，是以甲、乙、丙、丁、死，所以甲犹草木，原因壬癸。气行于天，质具于地。质气之分阴质、阳气，故阳主变化，阴主专静，而莫自制。是以阳府示原，阴藏隐秘。然夫自子至巳，六阳化合；自午至亥，六阴变化。唯壬得一，癸二从之，为阴阳动静之枢纽，气数欲兆之时。故气运一周，一会于壬癸，交接挥持，莫为其纪，故子午流注真诀，甲始于戊而壬亥为终，壬子、癸丑为终始之地。一顺一逆，一纵一横，一起一止，一变一互，一合一化，一君一臣，一佐一使，一生一克，一母一子，一夫一妇，交神合气，变化无穷。所以一岁总六十穴，月、日、时，刻，一刻备六十穴，岁明，月、日如之，其何以然哉！日、月，三十日则一会于壬，河图一穴居北而括万极，此皇极先天之数所由起，五行五气，所由化合，子午流注针法之心要也，神之变化渊乎哉！

诗曰

甲胆乙肝丙小肠，丁心戊胃己脾乡，
庚是大肠辛是肺，壬属膀胱癸肾详。

地支十二属

十二经行十二时，子原是胆丑肝之，
肺居寅位大肠卯，辰胃流传巳在脾，
午字便随心脏定，未支须向小肠宜，
申膀酉肾戌包络，唯有三焦亥上推。

阴阳经络所属

手之三阴:肺,太阴;心,少阴;心包,厥阴。
足之三阴:脾,太阴;肾,少阴;肝,厥阴。
手之三阳:小肠,太阳;三焦,少阳;大肠,阳明。
足之三阳:膀胱,太阳;胆,少阳;胃,阳明。

直年司天歌

子午少阴居,心肾共相宜,卯酉阳明胃,大肠当共知,寅申少阳胆,三焦自有期,巳亥厥阴肝,心包脉细微,辰戌行太阳,膀胱及小肠,丑未太阴土,脾肺是其乡。

时日配合穴法图

司天诀

子	巳		寅	未脾肺
卯丙丁	乙要	甲识	癸焦	辰膀胱 小肠
戌戊己	迎庚	随辛	包壬	酉胃 大肠
丑	申		亥	午心 肾

手指诀

子	巳		寅	未
卯丙丁	乙须	甲明	癸焦	辰
戌戊己	逆庚	顺辛	包壬	酉
丑	申		亥	午

十二经原穴

手阳明大肠,合谷庚;手少阴心,通里丁;手太阴肺,列缺辛;手太阳小肠,腕骨丙;手厥阴心包,内关己;足厥阴肝,中都乙;手少阳三焦,阳池戊;足少阳胆,丘墟甲;足太阴脾,公孙己;足太阳膀胱,京骨壬;足阳明胃,冲阳戊;足少阴肾,水泉癸。

夫妇配合原穴

大肠金	合谷庚	合	肝　木	中都乙
心　火	通里丁	合	膀胱水	京骨壬
心　包	内关己	合	三　焦	阳池戊
小肠火	腕骨丙	合	肺　金	列缺辛

胆 木 丘墟甲 合 脾 土 公孙己

胃 土 冲阳戊 合 肾 水 水泉癸

六脉次第

手太阴肺丑，手阳明大肠卯，手厥阴心主亥，手少阳三焦申，手少阴心午，手太阳小肠戌，足厥阴肝巳，足少阳胆寅，足太阴脾未，足阳明胃酉，足太阳膀胱辰，足少阴肾子。

日时	甲	乙	丙	丁	戊	己	庚	辛	壬	癸	壬子	癸丑
子	阳池 内关	丘墟 公孙	腕骨 列缺	冲阳 水泉	合谷 中都	京骨 通里	丘墟 公孙	腕骨 列缺	冲阳 水泉	合谷 中都	京骨 通里	京骨 通里
丑	腕骨 列缺	中都 合谷	中都 合谷	公孙 丘墟	内关 阳池	水泉 冲阳	列缺 腕骨	通里 京骨	中都 合谷	列缺 腕骨	列缺 腕骨	水泉 冲阳
寅	丘墟 公孙	腕骨 列缺	冲阳 水泉	合阳 中都	京骨 通里	丘墟 公孙	腕骨 列缺	冲阳 水泉	合谷 中都	阳池 内关	丘墟 公孙	丘墟 公孙
卯	冲阳 水泉	通里 京骨	内关 阳池	列缺 腕骨	公孙 丘墟	中都 合谷	水泉 阳池	公孙 丘墟	通里 京骨	内关 阳池	内关 阳池	中都 合谷
辰	腕骨 列缺	冲阳 水泉	合谷 中都	京骨 通里	丘墟 公孙	腕骨 列缺	冲阳 水泉	阳池 同内	阳池 关内	京骨 关能	腕骨 列缺	腕骨 列缺
巳	阳池 内关	公孙 丘墟	通里 京骨	水泉 冲阳	列缺 腕骨	通里 京骨	中都 合谷	内关 阳池	公孙 丘墟	水泉 冲阳	水泉 冲阳	通里 京骨
午	冲阳 水泉	合谷 中都	京骨 通里	丘墟 公孙	腕骨 列缺	阳池 内关	阳池 内关	合谷 中都	京骨 通里	丘墟 公孙	冲阳 水泉	冲阳 水泉

未	合谷	列缺	公孙	中都	水泉	内关	通里	列缺	列缺	中都	中都	公孙
	中都	腕骨	丘墟	合谷	冲阳	阳池	京骨	腕骨	腕骨	合谷	合谷	丘墟
申	合谷	京骨	丘墟	阳池	阳池	冲阳	合谷	京骨	丘墟	腕骨	合谷	合谷
	中都	通里	公孙	内关	内关	水泉	中都	通里	公孙	列缺	中都	中都
酉	京骨	水泉	列缺	内关	中都	公孙	公孙	水泉	内关	通里	通里	列缺
	通里	冲阳	腕骨	阳池	合骨	丘墟	丘墟	冲阳	阳池	京骨	京骨	腕骨
戌	京骨	阳池	阳池	腕骨	冲阳	合谷	京骨	丘墟	腕骨	冲阳	阳池	阳池
	通里	内关	内关	列缺	水泉	中都	通里	公孙	列缺	水泉	内关	内关
亥	丘墟	内关	水泉	通里	通里	列缺	内关	中都	水泉	公孙	公孙	内关
	公孙	阳池	冲阳	京骨	京骨	腕骨	阳池	合谷	冲阳	丘墟	丘墟	阳池

另有壬子、癸丑二日在外不同,此二日,计二十四日图,逐日配合刺,切要。

阳日阳时针阴穴,阴日阴时针阳穴;阳日阴时针阳穴,阴日阳时针阴穴。

针有劫病之功,其言信矣。移疼住痛,在乎捻指。经云:医疗有方,针灸有法。得师迳路,补泻分明,疾无不愈也。

磐石金直刺秘传

中风半身不遂，左瘫右痪，先于无病手足针，宜补不宜泻；次针其有病足手，宜泻不宜补：合谷一，手三里，二曲池，三肩井四，环跳五，血海六，阳陵泉七，阴陵泉八，足三里，九绝骨十，昆仑十一。

风毒瘾疹，遍身瘙痒，抓破成疮：曲池（灸，针泻），绝骨（灸，针泻），委中（出血）。

天吊风，手足搐牵：曲池，足三里（并泻）。

肺风满面赤疮暴生者：少商，委中（泻）。其疮年深者，合谷泻。

中风后头痛如破：百会（灸，次用三棱针四旁刺之血出），合谷（泻）。

伤寒有阴有阳，用意参详，不问阴阳，七日过经不汗：合谷（补），复溜（泻，汗出立愈，此穴解表发汗神妙）。

伤寒一、二日。发热如火：曲池（泻），委中。

伤寒一、二日，头目、腰背，面节疼痛不可转侧，气喘，睡卧不安，虚汗不止，上体热，下体寒战：曲池（泻），复溜（补），委中（刺不愈），合谷（泻）。

伤寒战汗不已：曲池（补），关元（灸，针补）。

伤寒咳嗽寒痰：少商，列缺（泻），伤寒结胸，气攻胁肋。同治：支沟（泻）。

伤寒小便不通：支沟（泻）。水通：阴谷（泻）。

头风偏痛，不可忍，半边口燥热：合谷（泻），解溪（左疼取右，右疼取左）。

口风头晕面赤，不欲人言：攒竹（泻），三里（泻）。未愈泻合谷、风池。

头风如破，眉目间痛：阳白、解溪、合谷（并泻）。

眼目暴赤肿痛，眼巢红：太阳（出血）。

大小骨空（灸），青盲，雀目。视物不明：丘墟（灸，针泻），足三里、委中（出血）。

耳聋气闭，肾家虚败，邪气攻上：肾俞（灸），听会（泻）。

鼻中生疮：少商（出血）。

鼻酸多嚏，流清涕：囟会、风门（灸）。

上牙生疮：人中（泻）。

下牙生疮：承浆（泻）。

口舌生疮：委中(泻)。

双乳蛾：少商、委中。

缠喉风：少商(灸)。

喉闭：少泽、中冲、委中。

急喉闭，舌根强痛，言语不能：少商、三里、合谷(泻)。

挫枕项强，不能回顾：少商、承浆、后溪、委中。

寒气攻注心脾疼，发时口吐清水，饮食不进：中脘(灸)。

大陵，一切游走气攻胸胁疼痛，语言、咳嗽难，不可转侧：支沟(右疼泻左，左疼泻右)，委中。

脾湿气伤，不思饮食：公孙(补)。

腰背杂证：人中、委中。

肾虚腰疼：肾俞(灸)，委中。

气攻腰背脊疼：肩井、委中。

腰胯疼痛，转侧难，痛则补曲池、泻环跳；麻木则泻曲池、补环跳。

腰膂反折强，疼连两臂或风劳气：人中、肩井、风湿相搏，脊膂连腰强痛，痛则灸筋缩，麻木补肩井。

五种腰疼：尺泽。乳疽：委中(泻)。

手臂膊痛红肿：合谷。小便不通：支沟(泻)。

手臂挛不能握物：合谷(痛泻之，麻补之)。

腿行步难：髋骨(痛泻之，拘挛补之)。

腰股瘫痪痛，内痛针血海，外疼针风市。

脚步难行：曲池、承山，痛则针太冲。

脚背红肿，疼入风：委中。

尸厥：中极(补)。

关元(灸)。

水蛊四肢浮肿：支沟(泻)，水分、关元。

疝气：足三里、关元(灸)，中极(灸)，三阴交、大敦。

五种疟疾：间使(寒补热泻)，未愈者百劳。

黄胆四肢无力：中脘(灸)，三里(泻)。

浑身发黄：至阳(灸)，委中(出血)。

妇人经血不通：三阴交(泻)，妇人血气痛：合谷(补)，三阴交(泻)

针灸歌

中风瘫痪经年月，曲鬓七处艾且热。
耳聋气闭听会中，百会脱肛并泻血。
承浆暴哑口歪斜，耳下颊车并口脱。
偏正头疼及目眩，囟会神庭最亲切。
风劳气嗽久未痊，第一椎下灸两边。
肺疼喘满难偃仰，华盖中府能安然。
喉闭失音并吐血，细寻天突宜无偏。
瘰疬当求缺盆内，紫宫吐血真秘传。
霍乱吐泻精神脱，艾灸中脘人当活。
食积脐旁取章门，气癖食关中脘穴。
脐上一寸名水分，腹胀更宜施手诀。
关元气海脐心下，虚惫崩中真妙绝。
呕吐当先求膈俞，胁痛肝俞目翳除。
肩如反弓臂如折，曲池养老并肩髃。
泄泻注下取脐内，意舍消渴诚非虚。
气刺两乳中庭内，巨阙幽门更为最。
忽然下部发奔豚，穴号五枢宜灼艾。
肺俞魄户疗肺痿，疟灸脾俞寒热退。
膏肓二穴不易求，虚惫失精并上气。
五痔只好灸长强，肠风痔疾尤为良。
肠痛围脐四畔灸，相去寸半当酌量。
赤白带下小肠俞，咳逆期门中指长。
大敦二穴足大趾，血崩血衄宜细详。
项强天井及天柱，鼻塞上星真可取。
人门挺露号产癀，阴跷脐心二穴主。
妇人血气痛难禁，四满灸之效可许。
脐下二寸名石门，针灸令人绝子女。
肩髃相对主瘘留，壮数灸之宜推求。
腹连骨殗殜蒸患，四花一灸可无忧。

环跳取时需侧卧，冷痹筋挛足不收。
转筋速灸承山上，太冲寒疝实时瘳。
香港脚三里及风市，腰痛昆仑曲里。
复溜偏治五淋病，涌泉无孕须怀子。
阴中湿痒阴跷间，便疝大敦足大趾。
癫邪之病及五痫，手足四处艾俱起。
风拄地痛足胻疼，京历付阳与仆参。
心如锥刺太溪上，睛痛宜去灸拳尖。
历节痛风两处灸，飞扬绝骨可安痊。
脾虚腹胀身浮肿，大都三里艾宜燃。
赤白痢下中膂取，背脊三焦最宜主。
臂痛手疼手三里，腕骨肘髎与中渚。
巨骨更取穴噫嘻，肩背痛兼灸天柱。
腰俞一穴最为奇，艾灸中间腰痛愈。
醉饱俱伤面目黄，但灸飞扬及库房。
额角偏头痛灌注，头风眼泪视𥇦𥇦。
伤寒热病身无汗，细详孔最患无妨。
寒气绕脐心痛急，天枢二穴夹脐旁。
女人经候不匀调，中极气海与中髎。
月闭乳痛临泣妙，瘕聚膀胱即莫抛。
乳汁少时膻中穴，夜间遗尿觅阴包。
足疼足弱步难履，委中更有三阴交。
心悸怔忡多健忘，顶心百会保安康。
两丸牵痛阴痿缩，四满中封要忖量。
四直脐心灸便沥，胞转葱吹溺出良。
忽然梦魇归泉速，拇指宅中最可详。
脑热脑寒并脑溜，囟会穴中宜着灸。
鼻中息肉气难通，灸取上星辨香臭。
天突结喉两旁间，能愈痰涎并咳嗽。
忽然间发身旋倒，九椎筋缩无差瘳。
痈疽杂病能为先，蒜艾当头急用捻。
犬咬蛇伤灸痕迹，牙痛叉手及肩尖。
噎塞乳根一寸穴，四椎骨下正无偏。
大便失血阳虚脱，脐心对脊效天然。

又歌曰

心疼巨阙穴中求，肩井曲池躯背痛。
眼胸肝俞及命门，足躄悬钟环跳中。
阴跷阳维治胎停，照海能于喉闭用。
大钟一穴疗心痴，太冲腹痛须勤诵。
脾胃疼痛泻公孙，胸腹痛满内关分。
劳嗽应须泻魄户，筋挛骨痛销魂门。
眼痛睛明及鱼尾，阴郄盗汗却堪闻。
若也中风在环跳，小儿骨蒸偏历尊。
行步艰难太冲取，虚损天枢实为主。
要知脊痛治人中，痴呆只向神门许。
风伤项急风府寻，头眩风池吾语汝。
耳闭听会眼合谷，承浆偏疗项难举。
胸结身黄在涌泉，眼昏目赤攒竹穿。
两肘拘挛曲池取，转筋却先承山先。
宣导气冲与太白，开通水道阴陵边。
脚腕痛时昆仑取，股膝疼痛阴市便。
癫痫后溪疟间使，心痛劳宫实堪治。
胸满胁胀取期门，大敦七疝兼偏坠。
怯黄偏在腕骨中，五劳羸瘦求三里。
膝肿目疾行间求，肘痛筋挛尺泽试。
若也鼻塞取迎香，两股酸痛肩井良。
偏头风痛泻攒竹，咳唾寒痰列缺强。
迎风冷泪在临泣，委中肾俞治腰行。
三阴交中死胎下，心胸如病大陵将。
肩背患时手三里，两足冷痹肾俞拟。
胁下筋边取阳陵，脊心如痛针中渚。
头强项硬刺后溪，欲知秘诀谁堪侣?
此法传从窦太师，后人行知踏规矩。

灸法杂抄切要

食多而身瘦者,名食晦,宜灸脾俞。

食罢而贪睡卧者,名脾困,宜灸中脘。

脑虚冷衄,风入脑久远成疾,宜灸囟会。

饮食不消,心腹胀,面色萎黄,世谓之脾肾病,宜灸中脘。

久冷伤惫脏腑,泻利不止,中风不省人事等疾,宜灸神门。

脏气虚惫,真气不足,一切气疾久痞老者,宜灸气海。

脏腑虚乏,下元冷惫等疾,宜灸丹田。

阳气虚惫,失精绝子,宜灸中极。

十二经脉皆有俞、原,手足阴阳之交会,气血之流通,外营筋节,内连脏腑。经云:手三阳之脉,从手至头;手三阴之脉,从胸至手;足三阳之脉,从头至足;足三阴之脉,从足至胸,日夜循环,阴阳会合。又曰:春夏刺浅,秋冬刺深。缘春、夏阳气在上,人气亦在上,所当浅刺之;秋、冬阳在下,人气亦在下,所当深所谓井、荥、输、原、经、合者,凡孔穴流注,所出为井,所流为荥,所注为输,所过为原。

飞腾八法起例

甲巳子午九，乙庚丑未八，丙辛寅申七，丁壬卯酉六，戊癸辰戌五，己亥属之四。

上并以日时、天干、地支配合，得数以九除之，取零数合卦定穴。

八卦例数

一坎、二坤、三震、四巽、五中（男寄坤，女寄艮），六干、七兑、八艮、九离，上以干支九数除，零合卦。

干属公孙艮内关，震宫居外巽溪关（外关、后溪），离居列缺坤申脉，照海临泣兑坎观（兑照海，坎临泣）。

上以九除，零数合卦定穴。

合穴：公孙、临泣、后溪、照海、内关、外关、申脉、列缺。

定八穴所在

公孙二穴，足太阴脾之经。在足大趾内侧本节后一寸陷中，令病患坐，卷两足度，相取之。合内关穴。

内关二穴，手厥阴心之经。在手掌后二寸。令病患稳坐，仰手取之。

临泣二穴，足少阳胆之经。在足小趾次趾本节后一寸陷中，一云去侠溪一寸五分。令病人垂足取之。亦合于外关。

外关二穴，手少阳三焦经。在手腕后二寸，别起心主。令病患稳坐，覆手取之。

后溪二穴，手太阳小肠之经。在手小指外侧本节后陷中。令病患稳坐，覆手取之。合申申脉二穴，足太阳膀胱经。在足外踝下，赤白肉际陷中。令病患垂脚，坐而取之。合于照海二穴，足少阴肾之经。在足内踝下，赤白肉际陷中，令病患稳坐，足底相对取之。

列缺二穴，手太阴肺之经，在腕后一寸半，两手相叉，食指尽处。

后　序

《玉龙经》者，婺源王先生所传针灸之书也。其所托名扁鹊者，重其道而神其书也。名曰玉龙者，盖以玉为天地之精，龙之神变极灵，此书之妙用亦犹是也。

愚自上岁，蒙亲授以来，游艺于七闽两浙之间者，凡四十年，遇病则医，医必见效，信此书之道，犹玉之孚尹旁达，光焰愈久而不磨；龙之行天，施泽之无穷，变化愈神，而人莫得而测也。由是拜手述其所以，指用识于卷之末云。

天历二年，岁在己巳，武林后学周仲良书于锦山跻寿堂。

扁鹊心书

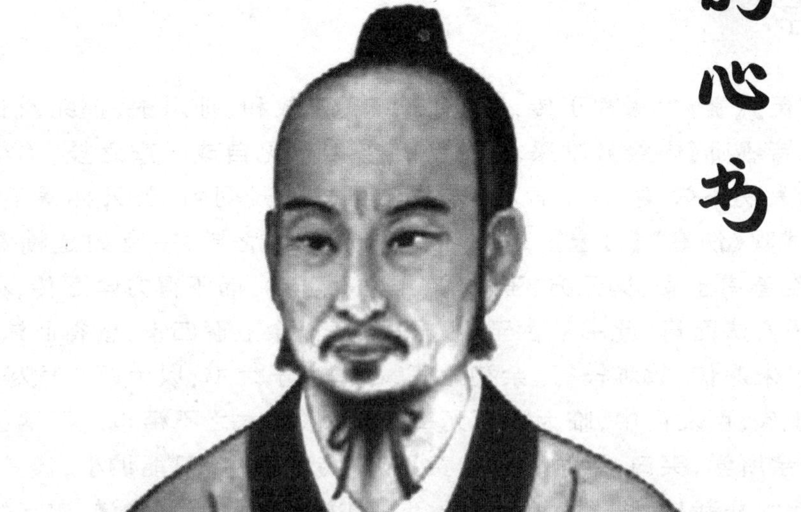

卷 首

序

《灵》《素》为医家正传，后世张仲景、王叔和、孙思邈、孙兆、初虞世、朱肱，皆不师《内经》，唯采本草诸书，各以己见自成一家之技，治小疾则可，治大病不效矣。（王叔和、朱肱乌可与仲景同列，若云仲景不师《内经》，试观《伤寒》《金匮》二书，不本《灵》《素》之旨，宁有如是精深之论乎？）至皇甫士安、巢元方、王冰等，虽学《素问》，而不得方学之传，亦根据前六子方法而行。此书从古至今，未得通行。余业医四世，皆得此法之力，而人世未深信，故难梓行。余初学医，尽博六子之书，以为医之理尽矣。然调治小疾，百发百中，临大病百无二三，每怅己术之不精也。后遇关中老医，叩余所学，笑曰：汝学非是岐黄正派，特小技尔。只能调小，俟其自愈，岂能起大病哉！余即从而师之，三年，师以法授我，反复参详，遂与《内经》合旨，由兹问世，百发百中，再观六子书，真儿戏耳。但师授固简而当，意欲梓行，恐有未尽。遂将追随先师所历之法，与己四十余稔之所治验，集成医流正道，以救万世夭枉。后人得此，苟能日夜勤求，自能洞贯其理，以见余言非谬。至若贤良忠正，孝子仁人，再为广布，俾天下后世，上可以救君亲，下可以济斯民。余因恐遭天谴，不敢自私，刊刻流传，愿仁者勿拘成见而屑视之，斯幸矣。

宋绍兴十六年武翼郎前开州巡检窦材谨序。（细观此叙前后语意不相联属，似非通人之语，疑是后人伪作）

奏玉帝青辞

维大宋绍兴十六年丙寅月，武翼郎臣窦材奏启玉皇上帝玉陛下。臣闻上天好生而恶死，下民畏死而贪生，上天虽云恶杀，但示劝惩于下民，非其人而杀之者有之。下民虽曰贪生，但归生死于天命，而致枉死者有之，皇天悯下民之疾苦，故假神农、黄帝、岐伯、雷公、扁鹊、俞跗等，以立医教，救人灾病。历世绵远，屡遭兵火，其神书散亡，仅存者《灵枢》《素问》

而已，虽不尽传宗派，是亦能救人疾苦，保人性命，但少洞彻脏腑、刳肠、涤髓之神耳。(果能参悟《灵》《素》，自然洞见脏腑，至于刳肠涤髓，乃后世法之巧，而用之神。惜乎此书无传，谅亦不过一技术之妙，岂如《灵》《素》之贯天人，晰隐显，大无不包，细无不入，为万世理道之神书，救人之秘典哉。)后世仲景采《内经》外感风寒之旨，附以己见，定立方法，及采杂证七十余条，集为《伤寒》《金匮》。后之学人，咸遵守莫敢移易。殊不知伤寒既有多证，《内经》自然该载，何必牵扯种种杂病，以为伤寒，误人不少(果能遵循仲景之法，岂有误人。唯后学不明其旨，妄为注解，各执己见，未免穿凿，希冀立名，遗讹后世，将为仲景之功臣，实为仲景之罪人。千百年来，明伤寒法者有几人哉)。嗣后叔和、思邈又附益之，障蔽圣经，遗讹后世，且《经》云：伤寒为病身热，热虽甚不死。论中风曰，中五脏俞穴，则为偏风；论水胀曰，因气为肿；论厉风曰，地之湿气，感则害人皮肉筋脉。如此言之，其旨深，其意广，后之人欲移难就易，妄为穿凿。且举伤寒之证，真邪相传，真气盛则病愈，邪气盛则病死；阳证无死入之理，阴证害人甚速，须加灸艾，方保无虞。仲景立许多承气汤，使后人错用，致寒凉杀人于顷刻也。(三承气汤恶能害人。后学不明阴阳承制之道，而妄用承气者害之耳，于仲景何尤？)臣因母病，用仲景之法不效，遂成不救，痛心疾首，精究《内经》，又得皇天默授，经历十年方得灵验。凡一切大病小疾，只以此法，触类引申，效如影响。臣苦志五十余年，悟得救人秘法已十余年矣。向因薄宦，奔走四方，今年过不逾，常虑身填沟壑，其书失传，遂欲考订发梓，伏望皇天后土，特加慈悯，保生民于仁寿之域，俾其书万世通流，臣虽死无憾。设有一言不实，甘受天殃。若此书果益于后世，伏望神天护佑，以广其传。(设此重誓，以质上帝，则其立心切于天下后世可知。学人不可谓偏于从热而忽视之，以负先生一片救世婆心。)臣诚惶诚恐冒罪以闻。

进医书表

臣闻医家正道，《内经》为真，《内经》言病最详，而无治病之法，故黄帝又与岐伯撰出《灵枢》，实为医门所最急者也。嗣后，秦越人根据《内经》旨趣，而演八十一难、九针之说，晋皇甫士安采《灵枢》之旨，撰《甲乙经》十卷，隋巢元方摘《灵》《素》绪余，注《内经》，又撰《病原》三十卷；唐王冰抉《灵》《素》之旨注《内经》，撰《天元玉历》。以上诸子皆有著作，悉师《灵》《素》，去古法不远。而汉张仲景不师《内经》，唯采《本草》《汤液》，着《金匮玉函》十卷，撰《伤寒论》十卷。晋王叔和又赘其说，唐孙思邈采本草药性，集成《千金方》三十卷。《玉函经》五十卷，和附仲景，重重着述，皆宗此意。废去针灸及丹附大药，尽用草木小药，盛行汤剂，以之理小疾则生，治大病则百无一活，至千百世，误死天下苍生。(《伤寒》《金匮》之书，辨六气之环转，析神机之出入，阴阳消长之妙，虚实递更之变，首尾贯通，丝丝入扣。至于在经俞而用针，起陷下而用灸，并观其自叙，可谓神于师《内经》者矣。谓仲景不师《内经》，废弃针灸，不亦冤乎。至若叔和、思邈，俱一代之明医，亦未宜深贬，后学当细心辨之。)伏念臣河朔真定之寒士，焉敢善善揭前辈之过。但臣世祖隶传于医学，内舍相传，亦以《千金》、仲景等方，小试果效，用临大证，心窃有疑。后得上天裨我此书，更参《内经》，百发百中，始信医有回天之功也。所谓大病者，一伤寒，二阴疽内蚀，三虚劳痰火，四中风，五水肿，六臌胀，七脾泄暴注，八尸厥，九久痢，十脾疟，十一喉痹，十二男女骨蒸劳热，十三小儿急慢惊风，十四痘疹黑斑缩陷。至于胎前产后百十种必死大证，世人莫能救疗，束手待毙，良可哀哉。臣于此处消息五十余年，乃见正道，自古扁鹊、俞跗、仓公、华佗，皆此书也，惜不广传于后世。臣今尽传此法于人，以救苍生夭横，伏乞陛下，大展圣裁，悯诸未世，将此书颁行天下，试之有验，臣死无憾。若试之不效，即置臣于法，以彰诳君之罪。臣诚惶诚恐，稽手顿首，冒死以闻。(张师固不可毁，而王、孙亦不可辟，夫先生之书固创出前贤，然先须根底于《素问》、《灵枢》，致力于仲景、思邈，更充之以先生之法，其于大疾沉，自然游刃有余矣。无如叔世衰漓，只知耳食，性喜寒凉，畏恶针灸，稍一谈及，俱摇头咋舌，甘死不受。是以先生之道难明，而先生之法不能行于斯世斯民也。予欲以代之之方，思唯数载，终无妙法。先生倘以宿昔济世仁心神感于予，使予应心得手，再为广布，以传不朽，谅先生在天之灵，亦应许可。古月老人胡珏谨识。)

卷上

当明经络

谚云："学医不知经络，开口动手便错。"盖经络不明，无以识病证之根源，究阴阳之传变。如伤寒三阴三阳，皆有部署，百病十二经脉可定死生。既讲明其经络，然后用药径达其处，方能奏效。昔人望而知病者，不过熟其经络故也。俗传遇长桑居，授以怀中药，饮以上池之水，能洞见脏腑，此虚言耳。今人不明经络，止读药性病机，故无能别病所在。漫将药试，偶对稍愈，便尔居功，况亦未必全愈；若一不对，反生他病，此皆不知经络故也。（近世时医失口，言经络部位乃外科治毒要法，方脉何藉于此。嗟嗟！经络不明，何以知阴阳之交接，脏腑之递更，疾病情因从何审察。夫经络为识病之要道，尚不肯讲求，焉望其宗主《内经》，研究《伤寒》，识血气之生始，知荣卫之循行。阴阳根中根外之理不明，神机或出或入之道不识，师徒授受唯一《明医指掌》《药性歌括》，以为熟此尽可通行，用药误人全然不辨。或遇明医，枝梧扯拽，更将时事俗情乱其理谈，常恐露出马脚，唯一周旋承奉。彼明理人焉肯作恶，只得挽回数言，以盖其误。如此时医，诚为可耻。）

须识扶阳

道家以消尽阴翳，炼就纯阳，方得转凡成圣，霞举飞升。故云："阳精若壮千年寿，阴气如强必毙伤。"又云："阴气未消终是死，阳精若在必长生。"故为医者，要知保扶阳气为本。人至晚年阳气衰，故手足不暖，下元虚惫，动作艰难。盖人有一息气在则不死，气者阳所生也，故阳气尽必死。人于无病时，常灸关元、气海、命关、中脘，更服保元丹、保命延寿丹，虽未得长生，亦可保百余年寿矣。（今人只是爱趋死路，动云：我有火病，难服热药。所延之医，悉皆趋承附和，不言上焦有火，即云中、下积热，及至委顿，亦不知变迁。或遇明眼之医，略启扶阳之论，不觉彼此摇头，左右顾盼，不待书方，而已有不服之意矣。生今之世，思欲展抱负，施姜附尚且难入，而丹药、灼艾之说，断乎其不可行也。）

住世之法

绍兴间刘武军中步卒王超者，本太原人，后入重湖为盗，曾遇异人，授以黄白住世之法，年至九十，精彩腴润。辛卯年间，岳阳民家，多受其害，能日淫十女不衰。后被擒，临刑，监官问曰：汝有异术，信乎？曰：无也，唯火力耳。**（每夏秋之交，即灼关元千炷，久久不畏寒暑，累日不饥。）**至今脐下一块，如火之暖。岂不闻土成砖，木成炭，千年不朽，皆火之力也。死后，刑官令剖其腹之暖处，得一块非肉非骨，凝然如石，即艾火之效耳。故《素问》云：年四十，阳气衰，而起居乏；五十体重，耳目不聪明矣；六十阳气大衰，阴痿，九窍不利，上实下虚，涕泣皆出矣。夫人之真元乃一身之主宰，真气壮则人强，真气虚则人病，真气脱则人死。**（保命之法：灼艾第一，丹药第二，附子第三。人至三十，可三年一灸脐下三百壮；五十，可二年一灸脐下三百壮；六十，可一年一灸脐下三百壮，令人长生不老。）**余五十时，常灸关元五百壮，即服保命丹、延寿丹，渐至身体轻健，羡进饮食。六十三时，因忧怒，忽见死脉于左手寸部，十九动而一止，乃灸关元、命门各五百壮。五十日后，死脉不复见矣。每年常如此灸，遂得老年康健。乃为歌曰：

一年辛苦唯三百，灸取关元功力多，
健体轻身无病患，彭篯寿算更如何。

（先生三法实为保命之要诀，然上策人多畏惧而不肯行；中策古今痛扫，视为险途；若下策用之早而得其当，亦可十救其五。予遵行历年，不无有效、有否。效则人云偶中，否则谗谤蜂起，此非姜附之过，乃予热肠之所招也。吾徒不可以此而退缩不前，视人之将死可救而莫之救也。）

大病宜灸

医之治病用灸，如煮菜需薪，今人不能治大病，良由不知针艾故也。世有百余种大病，不用灸艾、丹药，如何救得性命，劫得病回？如伤寒、疽疮、劳瘵、中风、肿胀、泄泻、久痢、喉痹、小儿急慢惊风、痘疹黑陷等证。若灸迟，真气已脱，虽灸亦无用矣；若能早灸，自然阳气不绝，性命坚牢。又世俗用灸，不过三五十壮，殊不知去小疾则愈，驻命根则难。故《铜人针灸图经》云：凡大病宜灸脐下五百壮。补接真气，即此法也。若去风邪四肢小疾，不过三、五、七壮而已。仲景毁灸法云：火气虽微，内攻有力，焦骨伤筋，血难复也。余观亘古迄今，何尝有灸伤筋骨而死者！盖不知灸法之妙故尔。（《灵枢》论虚而至陷下，温补无功，借冰台以起陷下之阳耳。若仲景所言微数之脉，慎不可灸。脉而至于微矣，似有似无，则真阳已漓，又至于数矣，则真阴已竭，阴阳漓竭，灸亦无益。但有炎焰而无温存，宁不焦骨伤筋而血难复？非毁灸也。）

孙思邈早年亦毁灸法，逮晚年方信，乃曰：火灸，大有奇功。昔曹操患头风，华佗针之，应手而愈，后佗死复发。若于针处灸五十壮，永不再发。或曰：人之皮肉最嫩，五百之壮，岂不焦枯皮肉乎？曰：否。已死之人，灸二三十壮，其肉便焦，无血荣养故也。若真气未脱之人，自然气血流行，荣卫环绕，虽灸千壮，何焦烂之有哉。故治病必先别其死生，若真气已脱，虽灸亦无用矣。唯是膏粱之人，不能忍耐痛楚，当服睡圣散，即昏不知痛，其睡圣散余自用灸膝神效，放心服之，断不误人。（以救己之心，推以救人。所谓见身说法，其言诚真，其心诚切，其论诚千古不磨之论，无如天下之不信何。）

三世扁鹊

医门得岐黄血脉者，扁鹊一人而已。扁鹊黄帝时人，授黄帝《太乙神明论》，着《五色脉诊》《三世病源》，后淳于意、华佗所受者是也。第二扁鹊，战国时人。姓秦名越人，齐内都人，采《内经》之书，撰《八十一难》，慨正法得传者少，每以扁鹊自比，谓医之正派，我独得传，乃扁鹊再出也，故自号扁鹊。第三扁鹊，大宋窦材是也，余学《素问》《灵枢》，得黄帝心法，革古今医人大弊，保天下苍生性命，常以扁鹊自任，非敢妄拟古人，盖亦有所征焉。尝因路过衢州野店，见一妇人遍身浮肿露地而坐。余曰：何不在门内坐？妇曰：昨日蒙土地告我，明日有扁鹊过此，可求治病，我故于此候之。余曰：汝若听我，我当救汝。妇曰：汝非医人，安能治病？余曰：我虽非医，然得扁鹊真传，有奇方，故神预告汝。遂与保命延寿丹十粒服之，夜间小便约去二升，五更觉饥。二次又服十五粒，点左命关穴，灸二百壮。五日后，大便下白脓五七块，半月全安。妇曰：真扁鹊再生也。（予治数人患此症者，浮肿、喘急，卧难着席，浆粥俱不入矣，既无丹药亦不肯灸，只用重剂姜附十余帖，而形体复旧，饮食如常，可知人能信用温化，即不灸亦有生机。）

想扁鹊独倚其才，旁游列国为同道刺死，华佗亦不传其法，为人死，皆因秘而不发，招人之忌耳。余将心法尽传于世，凡我同心肯学正传，不妨亦以扁鹊自命可也。（舜何人哉，予何人哉，有为者亦若是。）

时医三错

凡阴疽及鬼邪着人，或两眼内障，此三法皆出《内经》。其疮疽本于肾虚，为阴所着，寒邪滞经，根据附于骨，故烂人筋，害人性命。其法必大补肾气，壮阳消阴，土得阳气，自生肌肉，则元气周流不侵骨髓矣。今则附入外科，庸医不知，反用败毒凉药，致元气虚惫而死者，多矣。

（亲见一妇人患伏兔阴疽，形扁色白，大如覆盂，延一艮山门疡医，连用清火败毒药四剂，不待脓溃，一泻而死。）

鬼邪着人者，皆由阴盛阳虚，鬼能根据附阴气，故易而成病，若阳光盛者焉敢近之。治法大补元气加以育神，则鬼邪自然离体。病家不知，专求符，此等外道决无灵验。或假手庸医，认为燥火，投以凉药，或清热化痰，致人枉死，良可悲哉。（世俗于轻浅小疾皆事巫祝，况鬼祟为殃，肯舍巫乎！加之医用寒凉，故尔愈者不易。）

眼生内障由于脾肾两虚，阳光不振耳。故光之短主于脾，视物不明主乎肾。法当温补脾肾，壮阳光以消阴翳，则目明矣。今则另立眼科以成一家之技，只用凉剂，冰损元阳，致脾肾虚衰而死，殊不知一切病证皆有《内经》正法。后人分立十三科妄名，是以识见小者，专习一科，成一偏之见，譬之大海中认一浮沤，综理未贯，动即伤生，悲哉！（予目睹京中来一太医院官陈某，自炫能开瞽目，专以冷水冰伏，又以寒膏内陷。其人本领，实而火重者见效亦捷；若本弱元亏者，无不阴受其害。斜桥一盐贩之妻服膏半盏，腹即痛，其夫强之服尽，大吐而毙。其夫一时惶急，从楼窗跃出街心。哭叫：陈太医药杀我妇！百种辱骂累及祖先，闻者无不寒心。笔此以见寒凉误人，并信耳不信目之戒。）

忌用转下

《内经》并无转下之说，止言发散，又止言辛甘发散为阳。辛温之药达表则自然汗散，攻里则自然开通。（据先生之论谓辛甘发散为阳，故表邪解而里自和，非辛甘能攻里也，后人当活看。）非若寒苦之药，动人脏腑，泄人元气也。夫巴豆、硝黄之类能直穿脏腑，非大积大聚，元气壮实者，不敢轻用。今之庸医不问虚实，动辄便行转下，以泄六腑各气，转生他证。重则脾胃渐衰，不进饮食，肌肉消瘦而死。又俗云：春行夏补，至秋时须服通行药数剂，以泄夏月积热，此语甚讹。（俗医惯将此数语印人耳目，夫《内经》四时调养生长收藏之道，与春夏养阳、秋冬养阴之法，何等圆活，而愚人执守一说，不肯精求《灵》《素》，良可慨也！）

夫热在内，自然从五脏六腑及大小便中泄出。若以凉药泄热，吾恐热气未去一分，而元气已衰九分。尝观服转药一剂，则有五七日饮食脾胃不能复旧。况乎三焦暖热方能腐熟水谷，若一刻无火则肌肤冰冷，阳气脱尽而死矣。故《内经》止有沉寒痼冷之论，未有积热纯阳之说。纵然积热为病，一服转下便可解救。若阴寒为病，则四肢逆冷，死在须臾。古人立法，若狂言妄语，逾垣上屋诸大热证，亦要论其大便如何。数日不出者，有燥屎也，方下之，若大便如常，即不可下。（狂言妄语，逾垣上屋，自是热证，然有一种面青脉急，或面黑脉微，手足厥冷者，又属阴证。此系无附之阳，必死之证，若治之早或有生者。）

今人于并无以上热证，而亦概用寒凉转下，必欲尽去其热，吾不知将以何为生气。夫人身无热则阳气尽矣。此河间、丹溪遗讹后世，业医者不可以不察此弊也。

禁戒寒凉

夫四百八病，大约热者居多，寒者最少。无怪乎河间论火，丹溪之补阴也。但泥二子之书而不考究《内经》，堕于偏颇，害人特甚。盖热病属阳，阳邪易散易治，不死。冷病属阴，阴邪易伏，故令人不觉，久则变为虚寒，侵蚀脏腑而死。（初起不觉之证，最能害人，往往轻忽之，而一变致死者不少。）

况人身之火多亦是当然，天之六气，火居其二。今之庸医执壮火食气之说，（《内经》壮火食气之说，犹炎暑盛而人气乏相火炽而真元伤，非凉药之治，亦非热药之谓，马元台不察此理，妄为注释，遗讹后学不浅。）溺于滋阴苦寒之剂，殊不知邪之中人，元气盛则能当之，乃以凉药冰脱，反泄元气，是助贼害主也。夫凉药不知害了多少人。若元气稍虚者，无不被凉药冰败而死，脾胃有伤，焉望其生。如人饮热汤及炙爆之物，从龆至髦，断无损人之理。《内经》言膏粱之变，止发痈疽，况膏粱发疽者，百无一二。故知热之养人，时刻不可缺也。若以冷水饮人，不须三日，即为腹疼泄泻，脾虚胃败矣。故燧人立法，食必用火，万代苍生得以活命。俗医大用凉剂，譬于饮人冷水，阴害黎民，良可慨也。不见当今医家，祸及子孙甚至灭门绝后，皆学术不精之报也。（医者观此切须猛省，误用凉药之害真实不爽，予见近代时医专用温平者，或延一息，终见陵替。专以寒凉攻伐，夭札人命者，诚未见其有后也。）

要知缓急

夫病有浅深，治有缓急。（体认病情，而用药缓急合当，乃医家第一要着。）若急病而用缓药，是养杀人也。缓病而用急药，是逼杀人也。庸医遇病，不能必其何名，亦不能必其当用何药，概以温平试之。若缓病尚可，设遇大病则为误不小，故名养杀人。若缓病投以急药，是欲速其效，殊不知攻急则变生，所谓逼杀人也。（二者之误，今世医家比比，胆怯者蹈养杀之弊，心粗者逞逼杀之害。医本生人，乃为杀薮，悲哉！）

余观京师名医吕实者，亦熟此法，但不早用，唯先用温平药调治，及至危笃，方议灼艾丹附等事，多不效，乃曰：此天命也。殊不知救挽已迟，藏气败绝，虽灵丹妙药，无能为矣。余亲见彼治一伤寒第五日，昏睡谵语，六脉洪大，以为胃中有热，以承气下之，四更即死矣。六脉之大，非洪也，乃阳气将脱，故见此耳。治以下药，更虚其阴，则阳无所附而死速矣。若先于脐下灸三百壮，固住脾肾之气；内服保元丹、敛阳丹，饮姜附汤，过三日，自然汗出而愈。余治一伤寒，亦昏睡妄语，六脉弦大。余曰脉大而昏睡。定非实热，乃脉随气奔也，强为之治。（先生真仁人也，强治之心，余颇有之，第以人不我信，且又碍于言讷而不肯为，究非真行仁术之人，常以此自愧。）用烈火灸关元穴，初灸病患觉痛，至七十壮遂昏睡不疼，灸至三鼓，病患开眼，思饮食，令服姜附汤。至三日后，方得元气来复，大汗而解。（今时姑息成风，灸法难行，余尝叹曰：人参虽救命之品，姜附尤有回阳之功，无如世人不识，俗医痛扫，良可慨也。）余思前证，少阴病也。发昏谵语，全似阳证，若时投以承气，岂得不死。故耳聋不呻吟，身生赤黑靥，而十指冷至脚面，身重如山，口多痰唾，时发躁热者，皆少阴证也。仲景以耳聋系之少阳，谵语归之阳明，用柴胡承气辈误人不少。夫但知少阳脉循胁络耳，却不思耳窍属肾，以耳聋归少阳，此仲景所未到之处也。（耳聋仲景作宗气虚论，未尝归少阳。至于谵语，论中言神气虚者多，若阳明证中不过数条而已，先生故加贬驳，未免有意索瘢。）

五等虚实

凡看病要审元气虚实，实者不药自愈，虚者即当服药，灸关元穴以固性命。若以温平药，亦难取效，淹延时日，渐成大病。（温平之药，近世所尚，旁人称其稳当，医士习于两岐，及至变成大病，惶急错投，误而又误。总由识见不真，遂尔因循贻害。）

虚病多般，大略分为五种，有平气、微虚、甚虚、将脱、已脱之别。平气者，邪气与元气相等，正可敌邪，只以温平药调理，缓缓而愈，如补中益气、小柴胡、八物汤是也。微虚者，邪气旺，正气不能敌之，须服辛温散邪之药，当补助元气，使邪气易伏，宜荜澄茄散、全真丹、来复丹、理中丸、姜附汤之类是也。甚虚者，元气大衰则成大病，须用辛热之药，浓味之剂，大助元阳，不暇攻病也。《经》云：形不足者，温之以气，精不足者，补之以味，即官桂、附子、鹿茸、河车之类是也。将脱者，元气将脱也，尚有丝毫元气未尽，唯六脉尚有些小胃气，命若悬丝，生死立待，此际非寻常药饵所能救，须灸气海、丹田、关元各三百壮，固其脾肾。夫脾为五脏之母，肾为一身之根。故伤寒必诊太溪、冲阳，二脉者，即脾肾根本之脉也。此脉若存则人不死，故尚可灸，内服保元丹、独骸大丹、保命延寿丹，或可保其性命。（单顾脾肾，乃先生学力大有根柢之论，盖肾为先天之原，脾为后天之本，资生资始，莫不由兹，故病虽甚而二脉中有一脉未散，扶之尚可延生。）若已脱则真气已离，脉无胃气，虽灸千壮，亦无用矣。（此五种证当于平时细心探讨，自然随机应变不致差讹。近世之医多尚寒凉，专行克伐，致使平气变虚，虚证变脱，及至三焦失运，神气改常，出入道乖，升降机息，而犹执邪气未尽，火热未除之说，朝凉暮削，不死不休，良可悲痛！）

黄帝灸法

男妇虚劳，灸脐下三百壮。

男妇水肿，灸脐下五百壮。

阴疽骨蚀，灸脐下三百壮。

久患脾疟，灸命关五百壮。

肺伤寒，灸脐下三百壮。

气厥、尸厥，灸中脘五百壮。

缠喉风，灸脐下三百壮。

黄黑疸，灸命关二百壮。

急慢惊风，灸中脘四百壮。

老人二便不禁，灸脐下三百壮，老人气喘，灸脐下三百壮。

久患香港脚、灸涌泉穴五十壮。

产后血晕，灸中脘五十壮。

暑月腹痛，灸脐下三十壮。

鬼邪着人，灸巨阙五十壮、脐下三百壮。

妇人脐下或下部出脓水，灸脐下三百壮。

妇人无故风搐发昏，灸中脘五十壮。

久患伛偻不伸,灸脐俞一百壮。

鬼魇着人昏闷,灸前顶穴五十壮。

妇人半产,久则成虚劳水肿,急灸脐下三百壮。

死脉及恶脉见,急灸脐下五百壮。

妇人产后腹胀水肿,灸命关百壮、脐下三百壮。

肾虚面黑色,灸脐下五百壮。

呕吐不食,灸中脘五十壮。

妇人产后热不退,恐渐成痨瘵,急灸脐下三百壮。

扁鹊灸法

命关二穴在胁下宛中,举臂取之,对中脘向乳三角取之。此穴属脾,又名食窦穴,能接脾脏真气,治三十六种脾病。凡诸病困重,尚有一毫真气,灸此穴二三百壮,能保固不死。一切大病属脾者并皆治之。盖脾为五脏之母,后天之本,属土,生长万物者也。若脾气在,虽病甚不至死,此法试之极验。肾俞二穴在十四椎两旁各开一寸五分。凡一切大病于此灸二三百壮。盖肾为一身之根蒂,先天之真源,本牢则不死,又治中风失音,手足不遂,大风癞疾。三里二穴在膝眼下三寸,骨外筋内宛中,举足取之。治两目䀮䀮不能视远,及腰膝沉重,行步乏力,此证须灸中脘、脐下,待灸疮发过方灸此穴,以出热气自愈。承山二穴,在腿肚下,挺脚指取之。治香港脚重,行步少力。涌泉二穴,在足心宛宛中。治远年香港脚肿痛,或脚心连胫骨痛,或下粗腿肿,沉重少力,可灸此穴五十壮。脑空二穴,在耳尖角上,排三指尽处。治偏头痛,眼欲失明,灸此穴七壮自愈。目明二穴,在口面骨二瞳子上,入发际。治太阳连脑痛,灸三十壮。腰俞二穴,在脊骨二十一椎下。治久患风腰疼,灸五十壮。前顶二穴,在鼻上,入发际三寸五分。治巅顶痛,两眼失明。

附:窦材灸法

(计五十条)一中风半身不遂,语言謇涩,乃肾气虚损也,灸关元五百壮。

一伤寒少阴证，六脉缓大，昏睡自语，身重如山，或生黑靥，噫气、吐痰、腹胀、足指冷过节，急灸关元三百壮可保。

一伤寒太阴证，身凉足冷过节，六脉弦紧，发黄紫斑，多吐涎沫，发燥热，噫气，急灸关元、命关各三百壮。

伤寒唯此二证害人甚速，仲景只以舌干口燥为少阴，腹满自利为太阴，余皆归入阳证条中，故致害人。然此二证若不早灸关元以救肾气，灸命关以固脾气，则难保性命。盖脾肾为人一身之根蒂，不可不早图也。（舌干口燥乃少阴本热之证，仲景以大承气急下，但此理非身登仲景之堂者不能知，非神于仲景之法者不能用，盖火热亢盛不用承制，则燎原之害炽而生化之机息，可不畏哉！设本热假而标阴伏，误用承气立见危亡矣。先生灸法真保命全生之要，业医之士切须审察，不可鲁莽而行之也。仲景盖以气化而用承气，若涉形藏，别有治法，不可混辟。）

一脑疽发背，诸般疔疮恶毒须灸关元三百壮以保肾气。

一急喉痹、颐粗、颔肿、水谷不下，此乃胃气虚风寒客肺也，灸天突穴五十壮。（穴在结喉下四寸。）

一虚劳咳嗽潮热，咯血吐血六脉弦紧，此乃肾气损而欲脱也，急灸关元三百壮，内服保元丹可保性命。若服知柏归地者，立死。盖苦寒重损其阳也。（虚劳而致六脉弦紧，即是肾气损脱。乃今之医治虚劳者，脉至微细急疾，尚用寒凉，真视人如草芥也，此种人不知作何结果。）

一水肿膨胀、小便不通，气喘不卧，此乃脾气大损也，急灸命关二百壮，以救脾气，再灸关元三百壮，以扶肾水，自运消矣。

一脾泄注下，乃脾肾气损，二三日能损人性命，亦灸命关、关元各二百壮。

一休息痢下五色脓者，乃脾气损也，半月间则损人性命，亦灸命关、关元各三百壮。

一霍乱吐泻，乃冷物伤胃，灸中脘五十壮，若四肢厥冷，六脉微细者，其阳欲脱也，急灸关元三百壮。

一疟疾乃冷物积滞而成，不过十日、半月自愈。若延绵不绝乃成脾疟，气虚也，久则元气脱尽而死，灸中脘及左命关各百壮。

一黄胆眼目及遍身皆黄，小便赤色，乃冷物伤脾所致，灸左命关一百壮，忌服凉药。若兼黑疸乃房劳伤肾，再灸命关三百壮。

一番胃，食已即吐，乃饮食失节，脾气损也，灸命关三百壮。（命关当

做命门)

一尸厥不省人事,又名气厥,灸中脘五十壮。

一风狂妄语,乃心气不足,为风邪客于包络也,先服睡圣散,灸巨阙穴七十壮,灸疮发过,再灸三里五十壮。

一胁痛不止乃饮食伤脾,灸左命关一百壮。

一两胁连心痛乃恚怒伤肝脾肾三经,灸左命关二百壮,关元三百壮。

一肺寒胸膈胀,时吐酸,逆气上攻,食已作饱,困倦无力,口中如含冰雪,此名冷劳,又名膏肓病。乃冷物伤肺,反服凉药,损其肺气,灸中府二穴各二百壮。

一咳嗽病,因形寒饮冷,冰消肺气,灸天突穴五十壮。

一久嗽不止,灸肺俞二穴各五十壮即止。若伤寒后或中年久嗽不止,恐成虚劳,当灸关元三百壮。

一疠风因卧风湿地处,受其毒瓦斯,中于五脏,令人面目庞起如黑云,或遍身如锥刺,或两手顽麻,灸五脏俞穴。先灸肺俞,次心俞、脾俞,再次肝俞、肾俞,各五十壮,周而复始,病愈为度。

一暑月发燥热,乃冷物伤脾胃肾气所致,灸命关二百壮。或心膈胀闷作疼,灸左命关五十壮。若作中暑服凉药即死矣。

一中风病方书灸百会、肩井、曲池、三里等穴多不效,此非黄帝正法。灸关元五百壮,百发百中。

一中风失音乃肺肾气损,金水不生,灸关元五百壮。

一肠癖下血,久不止,此饮食冷物损大肠气也,灸神阙穴三百壮。

一虚劳人及老人与病后大便不通,难服利药,灸神阙一百壮自通。

一小便下血乃房事劳损肾气,灸关元二百壮。

一砂石淋诸药不效,乃肾家虚火所凝也,灸关元三百壮。

一上消病日饮水三五升,乃心肺壅热,又吃冷物,伤肺肾之气,灸关元一百壮,可以免死。或春灸气海,秋灸关元三百壮,口生津液。

一中消病多食而四肢羸瘦,困倦无力,乃脾胃肾虚也,当灸关元五百壮。

一腰足不仁,行步少力,乃房劳损肾,以致骨痿,急灸关元五百壮。

一昏默不省人事,饮食欲进不进,或卧或不卧,或行或不行,莫知病之所在,乃思虑太过,耗伤心血故也,灸巨阙五十壮。

一脾病致黑色痿黄,饮食少进,灸左命关五十壮。或兼黧色,乃损肾也，再灸关元二百壮。

一贼风入耳，口眼歪斜，随左右灸地仓穴五十壮，或二七壮。

一耳叶焦枯，面色渐黑，乃肾劳也，灸关元五百壮。

一中年以上之人，口干舌燥，乃肾水不生津液也，灸关元三百壮，若误服凉药，必伤脾胃而死。

一中年以上之人，腰腿骨节作疼，乃肾气虚惫也，风邪所乘之证，灸关元三百壮。若服辛温除风之药，则肾水愈涸，难救。

一腿间发赤肿，乃肾气风邪着骨，恐生附骨疽，灸关元二百壮。

一老人滑肠困重，乃阳气虚脱，小便不禁，灸神阙三百壮。

一老人气喘，乃肾虚气不归海，灸关元二百壮。

一老人大便不禁，乃脾肾气衰，灸左命关、关元各二百壮。

一两眼昏黑，欲成内障，乃脾肾气虚所致，灸关元三百壮。

一瘰因忧郁伤肝，或食鼠涎之毒而成，于疮头上灸三七壮，以麻油润百花膏涂之，灸疮发过愈。

一破伤风，牙关紧急，项背强直，灸关元穴百壮。

一寒湿腰痛灸腰俞穴五十壮。

一行路忽上膝及腿如锥，乃风湿所袭，于痛处灸三十壮。

一脚气少力或顽麻疼痛，灸涌泉穴五十壮。

一顽癣浸淫或小儿秃疮，皆汗出入水，湿淫皮毛而致也，于生疮处隔三寸灸三壮，出黄水愈。

凡灸大人，艾炷须如莲子，底阔三分，灸二十壮后却减一分，务要紧实。若灸四肢及小儿，艾炷如苍耳子大。灸头面，艾炷如麦粒子大。其灰以鹅毛扫去，不可口吹。

如癫狂人不可灸，及膏粱人怕痛者，先服睡圣散，然后灸之。一服止可灸五十壮，醒后再服、再灸。

卷 中

伤 寒

伤寒六脉浮紧，呻吟不绝，足指温者，阳也；忌服凉药，恐变为阴，害人性命。至六日发烦躁，乃阴阳换气，欲作汗也，服当归茯苓散，汗出而愈。六脉紧大，或弦细，不呻吟，多睡耳聋，足指冷，肢节痛，发黄，身生赤黑靥，时发噫气，皆阴也，灸关元三百壮，服金液丹、姜附汤，过十日半月，出汗而愈。若不早灸，反与凉药者，死。(辨别阴阳不止于此，然熟体此二条则治伤寒证误谬亦少。其灸法虽不能遍行，若贫家无力而遇难起之病，不能备参药，勉告以灸能活命，倘肯根据从，未必非仁术之一端。予每见时疫盛行之际，乡陬死者比户，心切怜之，倘尽心力并合丹药以济之，不特己身蒙福，子孙亦必昌大。)

若吐逆而心下痞，灸中脘五十壮。若微微发颤者，欲作汗，服姜附汤而愈。若少年壮实之人，伤寒至五六日，发狂逾垣上屋，胃中有积热也，服大通散，轻者知母散亦愈。

伤寒四经见证

伤寒只有四经，无少阳、厥阴二经。夫寒之中人，如太阳主皮毛，故寒邪先客此经；阳明主胃，凡形寒饮冷则伤之；太阴主脾，凡饮食失节，过食寒物则伤之；少阴主肾，寒水喜归本经也。故伤寒止有四经，若少阳、厥阴主肝胆，如忧思喜怒方得伤之，寒病最少。如耳聋囊缩者，少阴也，寒热口苦，乃阳病也，此四证俱不宜用寒凉药也。(言无少阳厥阴二经，非通论也，时医见寒热口苦，耳聋胁痛，干呕吐逆，不辨阴阳，不审虚实，动云少阳，首尾小柴胡和解以为稳妥，不知虚阳提越，内阴愈甚，变为躁扰不安，胸膈痞闷，口渴谵妄，脉体弦急；更云内热已深，轻则泻心、白虎，重则陷胸、承气，不至冰脱不已。至若厥阴，标阴本风，中见火化，证来错杂，人多不识，误死者多矣。)

太阳见证

太阳寒水，内属膀胱，故脉来浮紧，外证头疼发热，腰脊强，唯服平胃散，至六七日，出汗而愈。盖胃气不虚，传遍经络自愈也。仲景以为阳证，乃与凉药随经而解，反攻出他病，甚者变为阴证，六脉沉细，发厥而死，急灸关元，乃可复生。如本经至六七日发战者，欲作解而阳气少也，服姜附汤出汗而愈。（仲景圆机活法，论中救误者甚多，何尝能误人哉！其误人者，乃后人误用仲景法而误之耳，于仲景何尤。）

阳明见证

阳明燥金内属于胃，六脉浮紧而长，外证目痛发热，手足温，呻吟不绝，服当归柴胡汤、平胃散。仲景反言热深厥亦深，此误也。若果发昏厥，两目枯陷不能升者，急灸中脘五十壮，渐渐省人事，手足温者生，否则死。（仲景厥阴证中，有厥热多寡之论，不过验邪正之进退，察阴阳之消长，示人为治之活法，无偏无倚，何误之有。）

太阴见证

太阴湿土内属于脾，其脉弦紧，外证不呻吟，四肢不痛，身不甚热，时自汗自利，手足冷多痰唾，服保元丹、姜附汤，十日后汗出而愈。（此证温治若早，愈亦甚速，稍不审察，害人亦易。）又一证发黄生紫斑，咽干燥噫气者，此名阴燥、阴黄，服钟乳粉，十日后汗出而愈。庸医或误认阳证，凉之即死。

少阴见证

少阴君火内属于肾，其脉弦大，外证肢节不痛，不呻吟，但好睡，足指冷，耳聋、口干、多痰唾，身生赤黑靥，时发嚏气，身重如山，烦躁不止。急灸关元三百壮，内服保元丹、姜附汤，过十日汗出而愈。若作阳证，误服凉药，以致发昏谵语，循衣摸床，吐血脉细，乃真气虚，肾水欲涸也。仲景反曰：急下之，以救肾水，此误也。真气既虚，反用凉药，以攻其里，是促其死也。急灸关元三百壮，可保无虞。（少阴本热标寒而又中见太阳，本热之证，固不易治，况标阴为病，千头万绪，变态百出，令人接应不暇。然只在初时体察真切，用灸用温，亦非难事。良由初着一错，贻误到底，害人不少。至若无本热，而又无中见之太阳，一派阴寒，必死无疑。或速灸关元，重投丹附，亦在于觉之早，庶望其生。少阴误治而变诸败逆证，诚为费手。先生之论，专属形脏，故尚温补；仲景之论，唯言气化，故主承制。然论中用温者多，下者不过数条而已，况标本气化，今古难明，非神于仲景之法者不能，倘于急下证而误温，杀人反掌；急温证而误下，冤沉海底。嗟！嗟！医之为道诚难矣。）

伤风伤寒

脉浮为风，脉紧为寒，仲景分为两涂，故有麻黄、桂枝之说，此误也。然伤寒乃太阳本气受伤，不可大汗，但服姜附汤自愈，不必穿凿他求，以为精也。（浮风紧寒，古人通论，解肌发表，定法难磨，仲景不可訾也。至若紧而劲急，或微，或沉，神志稍失其常，形气不能振作，则先生之法，断不可缓。伤风轻浅之证，初起咽疼喉痛，鼻中火出，此风邪外伤毛腠，抑遏阳气，故现此耳。医者不明，误用寒凉，驯致重大。）

挟食冷物

脉沉为胃气寒，紧为冷气盛，滑则食不消。其证头痛、发热、呕吐、心下痞，时或腹痛，服丁香丸、来复丹；若冷物不消，荜澄茄散；胃虚者，平胃散、理中丸。

中湿

三四月间，人感潮湿之气，名曰湿病；或六七月，大雨时行，恣饮冰水冷物，亦名中湿，则令人寒热自汗。阳则脉紧，肢节痛，足指温，服术附汤；阴则脉沉而紧，肢节不痛，身凉自利，足指冷，服姜附汤。不可发汗，汗则必发烦躁，虚汗不止，或发黄肿。若服凉药，则泄泻而死。（先生于此证虽分阴阳，而用附子则一，今人于六七月之交，不辨是寒、是湿，或阴、或阳，动辄云暑，专用寒凉，及至发肿泻泄，而犹云暑毒未清，又行攻下，不至医杀不止，实可痛心。）

阴毒

或肾虚人，或房事后，或胃发冷气，即腹痛烦躁，甚者囊缩，昏闷而死。急灸关元一百壮，内服姜附汤、保元丹可救一二。若迟则气脱，虽灸亦无益矣。（审证的确，即当速救，不可因循，致归绝路。）

老人伤寒

切忌发汗及吐下，盖元气盛，则邪不能为害，传遍经络自愈。仲景不敢补，反攻邪气，致正气受伤，误人多矣。凡遇此证，只用姜附汤多服，自然解散。（元虚而受攻伤正，何必老人，仲景医之圣者，宁不知此。）

阴阳换气

凡伤寒阳证欲作汗，阴证已加灸，真元欲复，与邪气分争，必发寒战，鼻衄昏迷，牙关微紧，四肢微厥，乃阴阳换气也。一二时辰，自然腋下汗出而愈。（阴阳换气，即今之所谓战汗，须预告病家，令其不必惊骇，否则阖室苍惶，谗言蜂起，彼时一剂误投，遂有生死之判。）

伤寒谵语

凡伤寒谵语，属少阴，仲景属阳明误也。阳明内热必发狂，今止谵语，故为少阴。（仲景皆指神虚，未尝不属少阴也。）急灸关元三百壮，若灸后，仍不止者死。

伤寒衄血

凡鼻衄不过一二盏者，气欲和也，不汗而愈。若衄至升斗者，乃真气脱也，针关元入三寸，留二十呼，血立止；再灸关元二百壮，服金液丹。不然恐成虚劳中满。（当解、当清、当温、当补，审证施治，庶几无误。）

劳　复

伤寒瘥后，饮食起居劳动则复发热。其候头痛、身热、烦躁，或腹疼，脉浮而紧，此劳复也。服平胃散、分气丸，汗出而愈。若连服三四次不除者，此元气大虚故也，灸中脘五十壮。（劳复证仲景数方，用须斟酌，第一须审邪气之有无，辨寒热之多寡，以施治则无误矣。）

汗后大便下赤水或脓血

此乃胃中积热未除，或服丹附而致，宜服黄连当归芍药汤，下脓者，如圣饼化积而愈。《经》云：热虽甚不死。若阴气盛则杀人于顷刻，戒之。（热药之过，一凉可解，凉药之误，十热难瘳。又积热易解而易治，沉阴难愈而难明，临证之工大宜体认。）

汗后发噫

由于脾肾虚弱，冷气上奔也，服姜附汤、来复丹。（此症当是发呃，若噫证无死人之理，观后二案可见。）

治验

一人伤寒至八日，脉大而紧，发黄，生紫斑，噫气，足指冷至脚面，此太阴证也，最重难治。为灸命关五十壮、关元二百壮，服金液丹、钟乳粉，四日汗出而愈。

一人患伤寒至六日，脉弦紧，身发黄，自汗，亦太阴证也。先服金液丹，点命关穴。病患不肯灸，伤寒唯太阴、少阴二证死人最速，若不早灸，虽服药无效。不信，至九日泻血而死。（不听良言，往往至此，及至证变而下血，俗医犹谓硫黄热迫，痛为排挤，反用寒凉，以下石，至死众口呶呶，总咎热药之害，婆心遭谤，不一而足，然有天道，何恤人言。）

一人病伤寒至六日，微发黄，一医与茵陈汤。次日，更深黄色，遍身如栀子，此太阴证误服凉药而致肝木侮脾。余为灸命关五十壮，服金液丹而愈。（伤寒发黄，虽有阴阳之异，然脾家阴湿而为阴黄者多，不可不知。）

一人患伤寒，初起即厥逆，脉一息八九至，诸医以为必死，余曰：乃阴毒也，与姜附汤一盏，至半夜，汗出而愈。若以脉数为热，下凉药，必死无疑。（俗医视此，必以为痧证，禁服官料药，专行刺，纵饮冷水，不致冰脱不已。）

肺伤寒

肺伤寒一证，方书多不载，误人甚多，与少阴证同，但不出汗而愈，每发于正二腊月间，亦头疼，肢节痛，发热恶寒，咳嗽脉紧，与伤寒略同，但多咳嗽耳。不宜汗，服姜附汤，三日而愈。若素虚之人，邪气深入则昏睡谵语，足指冷，脉浮紧，乃死证也。急灸关元三百壮，可生，不灸必死，服凉药亦死，盖非药可疗也。（肺伤寒之证，今人多认为重伤风，非温平误事，即寒凉杀人。予于此证略有分晓，然不免因人检点，苟遇知己用之无疑，应酬通治，不过姜甘桂辛而已。设概用姜附，往往遭人谤毁。）

治验

一人患肺伤寒，头痛发热，恶寒咳嗽，肢节疼，脉沉紧，服华盖散、黄芪建中汤，略解。至五日，昏睡谵语，四肢微厥，乃肾气虚也。灸关元百壮，服姜附汤，始汗出愈。（此证与雍正六年自春徂夏时气大同，时俗皆禁服药，药则有误，不知非药误人，乃庸人不明此理，妄投凉药之误耳。苟具只眼，焉得有误。）

疽疮

有腰疽、背疽、脑疽、腿疽，虽因处以立名，而其根则同。方书多用苦寒败毒之药，多致剥削元气，变为阴疽，侵肌蚀骨，溃烂而亡。不知《内经》云：脾肾气虚，寒气客于经络，血气不通，着而成疾。若真气不甚虚，邪气不得内陷，则成痈。盖痈者，壅也。血气壅滞，故大而高起，属阳易治。若真气虚甚，则毒邪内攻，附贴筋骨，则成疽。盖疽者，阻也。邪气深而内烂，阻人筋骨，属阴难治。其始发也，必憎寒、壮热，急服救生汤五钱，再服全好。甚者，即于痛处，灸三五壮。（阴疽即三五十壮，亦不为过。）如痛者属阳，易治。若不痛，乃疽疮也，急服保元丹，以固肾气。若用凉转药，则阳变为阴，或不进饮食而死，急灸关元可生。

（近世疡医，只记一十三味方，不问邪之深浅，感之重轻，顶之起不起，色之红不红，不辨五美，不审七恶，概用此方，更加凉解。即见纯阴冷毒，而犹云半阴半阳，总以发散解毒为良法，及至寒凉冰伏，尚云毒盛内攻。或见神情躁扰，终认火热未清。小证变大，浅证变深，若遇大证，未有不受其害者。世谓外科拉折腿，医亦不尽然。人之无良，亦或有之，其余实由学问未精，识证不确，阴阳错乱，虚实混淆，变证之来，全然不晓，有似故意害人，其实非本心也。）

治验

一人病脑疽六日，危笃不进饮食，余曰：年高肾虚，邪气滞经也。令服救生汤，即刻减半，夜间再进一服全安。

一人忽患遍身拘急，来日阴囊连茎肿大如斗，六脉沉紧。余曰：此阴疽也，幸未服解毒凉药，若服之，则茎与睾丸必皆烂去而死。急令服救生汤五钱，又一服全安。

一老妇脑后作痛，憎寒拘急。余曰：此欲发脑疽也。急服救生汤三服全愈。（余治一妇，新产深居密室，头面遍体生札马疔，外科与清火败毒药二剂，立时消去，其家甚喜。次日胸中气闷，渴燥不已，神气异常。至晚腹痛泄泻，身热体倦，呕恶不食。疡医云暑毒内攻，更与连栀凉剂，煎讫将进。适余至，诊其脉空散无根，一息七八至，乃里虚毒陷也，即以异功加姜附饮之。次日，泻止，神清，食粥不呕。又一剂，而札马疔仍复发出，亦不如前之痛苦矣。夫札马疔小疾耳，凉解一误，尚变脱陷，况大毒乎！记此以为疡医寒凉之戒，精方脉者，亦不可不明此理。）

凡一切痈疽发背，疔疮乳痈疖毒，无非寒邪滞经，只以救生汤服之，重者减半，轻者全安，百发百中。

喉　痹

此病由肺肾气虚，风寒客之，令人颐颔粗肿，咽喉闭塞，汤药不下，死在须臾者，急灌黄药子散，吐出恶涎而愈。此病轻者治肺，服姜附汤，灸天突穴五十壮亦好；重者服钟乳粉，灸关元穴，亦服姜附汤。

治验

一人患喉痹，痰气上攻，咽喉闭塞，灸天突穴五十壮，即可进粥，服姜附汤，一剂即愈，此治肺也。

一人患喉痹，颐颔粗肿，粥药不下，四肢逆冷，六脉沉细。急灸关元穴二百壮，四肢方暖，六脉渐生，但咽喉尚肿，仍令服黄药子散，吐出稠痰一合乃愈，此治肾也。

一人患喉痹，六脉细，余为灸关元二百壮，六脉渐生。一医曰：此乃热证，复以火攻，是抱薪救火也。遂进凉药一剂，六脉复沉，咽中更肿。医计穷，用尖刀于肿处刺之，出血一升而愈。盖此证忌用凉药，痰见寒则凝，故用刀出其肺血，而肿亦随消也。

（先生治肺治肾之法，千古卓见。况咽喉之证，风火为患，十有二三，肺肾虚寒，十有八九。喉科不明此理，一味寒凉，即有外邪，亦致冰伏，若元本亏损，未有不闭闷致死者。所以咽喉妙法，第一开豁痰涎，痰涎既涌，自然通快，然后审轻重以施治，姜附、灼艾，诚为治本之法，但人多畏之，而不肯用耳。然当危急时，亦不可避忌，强为救治，亦可得生也。至于刺法，亦须知之。雍正四年，咽喉证甚行。友人之子沈礼庭亦患喉痹，次日即烂。予诊其两寸无力，两尺空散，乃阴虚火动，以七味丸作汤与服一剂，证虽未减而痛势少缓。邻家强其延喉科视之，彼医笑予动辄用热药，不知此乃阳明热甚证，火性急速，故一日而喉即腐溃，岂可用温补剂耶！乃投白虎二剂，服未半，而神气改常，语言错乱，甚至颠倒不眠，其家惶急，复延予。予诊其脉乱而八九至，予曰：果病阳明燥火，石膏实为良剂。今系无根之焰，而妄用白虎，使胃络陷下，而不能上通，故心神失守。以归脾汤加桂饮之，甫一剂而神恬脉静矣。噫！彼喉科一无学之人，妄为评品大方，乱投汤药，几至杀人，亦愚矣。）

虚劳

此病由七情六欲，损伤脾肾，早尚易治，迟则难愈，必用火灸，方得回生。若用温平药及黄芪建中、鳖甲饮之类，皆无益于病，反伤元气。其证始则困倦少食，额上时时汗出，或自盗汗，口干咳嗽，四肢常冷，渐至咳吐鲜血，或咯血多痰，盖肾脉上贯肝膈，入肺中，肾既虚损，不能上荣于肺，故有是病，治法当同阴证治之。先于关元灸二百壮，以固肾气，后服保命延寿丹，或钟乳粉，服三五两，其病减半，一月全安。若服知、柏、地黄、当归之属，重伤脾肾，是促其死也，切忌房事。然此病须早灸，迟则无益，丹药亦不受矣，服之反发热烦，乃真脱故也，若童男女得此病，乃胎秉怯弱，宜终身在家，若出嫁犯房事，再发必死。

治验

一人病咳嗽，盗汗，发热，困倦，减食，四肢逆冷，六脉弦紧，乃肾气虚也。先灸关元五百壮，服保命延寿丹二十丸，钟乳粉二钱。间日，服金液丹百丸，一月全安。

一人病咳嗽，证脉与上条同，但病患怕灸，止服延寿丹五十粒，金液丹百粒，钟乳粉二两，五日减可，十日脉沉缓，乃真气复也。仍服前药，一月全安。盖此病早治，不灸亦可，迟必加灸，否则难治。

一幼女病咳嗽，发热，咯血，减食。先灸脐下百壮，服延寿丹、黄芪建中汤而愈。戒其不可出嫁，犯房事必死。过四年而适人，前病复作。余曰：此女胎禀素弱，只宜固守终老。不信余言，破损天真，元气将脱，不可救矣。强余丹药服之，竟死。

一人额上时时汗出，乃肾气虚也，不治则成痨瘵，先灸脐下百壮，服金液丹而愈。

一人夜多虚汗，亦肾气虚也，服全真丹、黄芪建中汤而痊。一妇人产后虚汗不止，乃脾肾虚也，服金液丹、全真丹、当归建中汤而愈。凡童男女秉气虚、多汗者，亦同此治。一人每日四五遍出汗，灸关元穴亦不止，乃房事后，饮冷伤脾气，复灸左命关百壮而愈。

一妇人伤寒瘥后转成虚劳，乃前医下冷药，损其元气故也。病患发热咳嗽、吐血少食，为灸关元二百壮，服金液、保命、四神、钟乳粉，一月全愈。（脾肾者先后天之本与元也，虚劳之病虽有五脏之殊，其原皆由于脾肾受病，而脾肾之治殊难见效，不知肾之元于生阳，脾之本于焦火，温温不息，元本日充，自然真水流行，津液四布，神精内守，烟焰不生，五脏无偏颇之虞，水火有交济之益，何难治之有哉！奈何世人不察，习用寒凉不败不已。间有知脾肾之当保者，不过玉竹、沙参、生脉、六味温平之剂而已，知先生之法者有几人哉！但恨起石无真，钟乳多伪，合丹救济亦属徒然，唯有艾火庶可求全，人又不肯耐疼忍痛，应名数痏，此证之获愈者，所以千百而无一二也。予具热肠，动违庸俗，明知难起之疾，勉投桂附，十中亦起一二，其终不愈者，不免多口之来，予亦无庸置辨，彼苍者天，谅能默鉴予救世之衷也。因略举治愈数人，附记于后，以为吾党型式，俾知温补之可以活人，而不为流俗所惑，不因谗毁缩手也。）

(友人沈荫昌兄,因患伏免疽,脓血过多,有伤元本,变为虚劳,服滋阴剂过多,喘急吐血,饮食少进。予诊之脉弦急,有七八至,面色纯青,喘咳气急,卧难着席,身热汗出,涎沫不收,虚脱之证已悉见矣。又贫乏无力用参,乃予建中,重投桂,一服而喘定安眠,涎沫与血俱减大半,第病久而脾肾过伤,胃气难复,投桂附加参钱许,月余而痊。)

(王在庭之室,病虚劳十余载,喘促吐沫,呕血不食,形体骨立,诸医束手,延予诊视,见其平日之方,皆滋阴润肺,温平之剂。予曰:以如是之病,而乃用如是之药,自然日趋鬼趣,焉望生机,独不思仲景云咳者则剧,数吐涎沫,以脾虚也。又昔贤云:肾家生阳,不能上交于肺则喘。又云:脾虚而肺失生化之原则喘。今脾肾败脱用药如此,焉望其生。乃重投参姜附等二剂而喘定,缘泄泻更甚再加黄蔻十余剂而病减十七;又灸关元,因畏痛只灸五十壮,迄今十余年而形体大健矣。)

(一中年妇,夜热咳嗽,本小疾耳,为张李二医合用滋阴退热药月余,致面青脉急,喘促,吐血呕沫日数升,饮食不进,二医束手覆而不治,予为重用参附十余剂而安。此非其本原受亏,乃药误所致,故收功易也。)

中　风

此病皆因房事、六欲、七情所伤。真气虚,为风邪所乘,客于五脏之俞,则为中风偏枯等证。若中脾胃之俞,则右手足不用;中心肝之俞,则左手足不用。大抵能任用,但少力麻痹者为轻,能举而不能用者稍轻,全不能举动者最重。邪气入脏则废九窍,甚者卒中而死。入腑则坏四肢,或有可愈者。

治法:先灸关元五百壮,五日便安。次服保元丹一二斤,以壮元气;再服八仙丹、八风汤则终身不发。若不灸脐下,不服丹药,虽愈不过三五年,再作必死。然此证最忌汗、吐、下,损其元气必死。大凡风脉,浮而迟缓者生,急疾者重,一息八九至者死。(中风之证,古方书虽有中脏、中腑、中经脉之别,然其要不过闭证与脱证而已。闭证虽属实,而虚者不少,或可用开关通窍行痰疏气之剂。关窍一开,痰气稍顺,急当审其形藏,察其气血,而调治之。更视其兼证之有无,虚实之孰胜,或补或泻;再佐以先生之法,庶几为效速,而无痿废难起之患矣。至若脱证,唯一于虚,重剂参附或可保全,然不若先生之丹艾为万全也。予见近时医家,脱证已具三四,而犹云有风有痰，虽用参附而必佐以秦艽、天麻、胆星、竹沥冰陷疏散。是诚不知缓急者也，乌足与论医道哉。）

治验

一人病半身不遂，先灸关元五百壮，一日二服八仙丹，五日一服换骨丹，其夜觉患处汗出，来日病减四分，一月痊愈。再服延寿丹半斤，保元丹一斤，五十年病不作。千金等方，不灸关元，不服丹药，唯以寻常药治之，虽愈难久。

一人患左半身不遂，六脉沉细无力。余曰：此必服峻利之药，损其真气，故脉沉细。病者云：前月服捉虎丹，吐涎二升，此后稍轻，但未全愈耳。余叹曰：中风本因元气虚损，今服吐剂，反伤元气，目下虽减，不数日再作，不复救矣，不十日果大反复，求治于余，虽服丹药竟不能起。

疠风

此证皆因暑月仰卧湿地，或房劳后，入水冒风而中其气。令人两目壅肿，云头斑起，或肉中如针刺，或麻痹不仁，肿则如痈疽，溃烂筋骨而死。若中肺俞、心俞，名曰肺癞易治，若中脾、肝、肾俞。名曰脾肝肾癞难治。世传医法，皆无效验。

黄帝正法：先灸肺俞二穴，各五十壮，次灸心俞，次脾俞，次肝俞，次肾俞，如此周而复始，全愈为度。内服胡麻散，换骨丹各一料。然平人止灸亦愈，若烂见筋骨者难治。（《经》云：脉风成为，盖风之中人，善行而数变，今风邪留于脉中，淹缠不去，而疡风成矣。其间有伤营、伤卫之别。伤营者，营气热，其气不清，故使鼻柱坏而色败，皮肤疡溃。伤卫者，风气与太阳俱入行于脉俞，散于分肉之间，与卫气相犯，其道不利，故使肌肉而有疡。此证感天地毒疠浊恶之气，或大醉房劳，或山岚瘴气而成。毒在气分则上体先见，毒在血分则下体先见，气血俱受则上下齐见。更须分五脏之毒，肺则皮生白屑，眉毛先落，肝则面发紫泡，肾则脚底先痛，或穿脾则遍身如癣，心则双目受损。此五脏之毒，病之重者也。又当知五死之证，皮死麻木不仁，肉死割刺不痛，血死溃烂目瘫，筋死指甲脱落，骨死鼻柱崩坏。此五脏之伤，病之至重者，难治。若至音哑目盲更无及矣。）

治验

一人面上黑肿，左耳下起云紫如盘蛇，肌肉中如刀刺，手足不知痛。询其所以，因同僚邀游醉卧三日，觉左臂黑肿如蛇形，服风药渐减，今又发。余曰：非风也，乃湿气客五脏之俞穴。前服风药，乃风胜湿，故当暂好，然毒根未去。令灸肾俞二穴各百壮，服换骨丹一料，全愈，面色光润如故。

一人遍身赤肿如锥刺，余曰：汝病易治。令灸心俞、肺俞四穴各一百壮，服胡麻散二料而愈。但手足微不随，复灸前穴五十壮，又服胡麻散二料全愈。

一人病疠证，须眉尽落，面目赤肿，手足悉成疮痍。令灸肺俞、心俞四穴各十壮，服换骨丹一料，二月全愈，须眉更生。

风狂

此病由于心血不足，又七情六欲损伤包络，或风邪客之，故发风狂，言语无伦，持刀上屋。

治法：先灌睡圣散，灸巨阙二三十壮，又灸心俞二穴各五壮，内服镇心丹、定志丸。（此证有阳明脉盛而为热狂者，清凉可愈也；有暴折而难决为怒狂者，夺其食则已，治之以生铁落饮，二证皆狂之实者也。然虚证常多，不可误治，设一差讹，害人反掌。有心血不足而病者，有肾水亏损而病者，有神志俱不足而病者，有因惊恐而病者，有因妄想而病者，是皆虚证，体察而治，斯无悖矣。）

治验

一人得风狂已五年，时发时止，百法不效。余为灌睡圣散三钱，先灸巨阙五十壮，醒时再服；又灸心俞五十壮，服镇心丹一料。余曰：病患已久，须大发一回方愈。后果大发一日，全好。

一妇人产后得此证，亦如前灸服姜附汤而愈。

口眼㖞斜

此因贼风入舍于阳明之经，其脉挟口环唇，遇风气则经脉牵急，又风入手太阳经亦有此证。

治法：当灸地仓穴二十壮，艾炷如小麦粒大。左㖞灸左，右㖞灸右，后服八风散，三五七散，一月全安。（此证非中风兼证之口眼㖞斜，乃身无他苦而单现此者，是贼风之客也，然有筋脉之异，伤筋则痛，伤脉则无痛，稍有差别，治法相同。）

破伤风

凡疮口或金刃破处，宜先贴膏药以御风，不然致风气入内，则成破伤风。此证最急，须早治，迟则不救。若初得此时，风客太阳经，令人牙关紧急，四肢反张，项背强直，急服金华散，连进二三服，汗出即愈。若救迟则危笃，额上自汗，速灸关元三百壮可保，若真气脱，虽灸无用矣。（此证所患甚微，为害甚大，虽一毛孔之伤，有关性命之急，一人因拔髭一茎，忽然肿起不食，有友人询余，余曰：此破伤风也，速灸为妙。疡医认作髭疔，治以寒凉，不数日发痉而死。）

洗头风

凡人沐头后，或犯房事，或当风取凉，致贼风客入太阳经，或风府穴，令人卒仆，口牙皆紧，四肢反张。急服姜附汤，甚者灸石门穴三十壮。（此证若无房事之伤，焉至于此，慎之！慎之！）

牙槽风

凡牙齿以刀针挑之，致牙根空露，为风邪所乘，令人齿龋。急者溃烂于顷刻，急服姜附汤，甚者灸石门穴。（肾主骨，齿乃骨之余，破伤宣露，风邪直袭肾经，致溃烂于俄顷，舍姜附而用寒凉为变，可胜道哉。）

水 肿

此证由脾胃素弱，为饮食冷物所伤，或因病服攻克凉药，损伤脾气，致不能通行水道，故流入四肢百骸，令人遍身浮肿，小便反涩，大便反泄，此病最重，世医皆用利水消肿之药，乃速其毙也。

治法：先灸命关二百壮，服延寿丹、金液丹，或草神丹，甚者姜附汤，五七日病减，小便长，大便实或润，能饮食为效。唯吃白粥，一月后，吃饼面无妨，须常服金液丹，来复丹，永瘥。若曾服芫花、大戟通利之药，损其元气或元气已脱则不可治，虽灸亦无用矣。若灸后疮中出水或虽服丹药而小便不通，皆真元已脱，不可治也，脉弦大者易治，沉细者难痊。

治验

一人四肢皆肿，气促，食则胀闷，只吃稀粥，余令日服金液丹百粒，至四日觉大便滑，再二日，乃令吃面食亦不妨，盖治之早也。

一妇人病面脚皆肿，饮食减少，世医皆作血虚治之，不效。余曰非血病，乃脾胃虚也，令日服延寿丹十粒、全真丹五十粒，至十日觉大便滑病愈。

（俞翰林母七旬余，平日患咳喘痰红，常服滋阴凉润之剂，秋月忽患水肿，喘急难卧，日渐肿胀，饮食少进，进则气急欲死，诸医用药无效，乃延予治。六脉弦大而急，按之益劲而空。予曰：此三焦火气虚惫，不能归根，而浮于外，水随气奔，致充郛郭而溢皮腠，必须重温以化，否则不救。彼云：吾素内热，不服温补，片姜入口，痰即带红，先生所论故是，第恐热药不相宜也。予曰：有是病，服是药，成见难执。且六脉紧大，太阳已无根，无根即脱矣，此皆平日久服寒凉所致，若再舍温补不用，恐无生理，请辞。彼云：但不迫动血证，敢不从命。予以附桂姜萸十味，人参三钱，不三剂而腹有皱文，八剂全消，饮食如故，又二剂，而全愈，痰喘吐红旧证竟不发矣。）

（一妇因子远出，饔飧不给，忧愁成病，变为水肿喘急，粥食不入者月余矣。友人见余，谈及此妇，乃谓予曰：肯做一好事否？予曰：既云好事焉敢违命。遂偕往。诊见其六脉欲绝，脐突腰圆，喘难着席，脾肾之败不可为矣。因处十味方，命服四剂，喘微定而肿渐消，觉思饮食，复诊其脉，微有起色，又四剂而肿消食进矣。嗟！嗟！若弃而不治，虽不由我而死，而实我杀之也，友人亦大快。）

臌胀

此病之源，与水肿同，皆因脾气虚衰而致，或因他病攻损胃气致难运化，而肿大如鼓也。病本易治，皆由方书多用利药，病患又喜于速效，以致轻者变重，重者变危，甚致害人。

黄帝正法：先灸命关百壮，固住脾气，灸至五十壮，便觉小便长，气下降。再灸关元三百壮，以保肾气，五日内便安。服金液丹、草神丹，减后，只许吃白粥，或羊肉汁泡蒸饼食之。瘥后常服全真丹、来复丹。凡臌胀脉弦紧易治，沉细难痊。（此病若带四肢肿者，温之于早尚可奏功，若单腹胀而更青筋浮露者难治。苟能看破一切，视世事如浮云，置此身于度外，方保无虞，次则慎起居，节饮食，远房帏，戒情性，重温急补，十中可救二三。先生之丹艾，用之得宜，其庶几乎。）

治验

一人因饮冷酒吃生菜成泄泻，服寒凉药，反伤脾气，致腹胀。命灸关元三百壮，当日小便长，有下气，又服保元丹半斤，十日即愈，再服全真丹永不发矣。

暴　注

凡人腹下有水声，当即服丹药，不然变脾泄，害人最速。暴注之病，由暑月食生冷太过，损其脾气，故暴注下泄，不早治，三五日泻脱元气。（方书多作寻常治之，河间又以为火，用凉药，每害人性命）。

治法：当服金液丹、草神丹、霹雳汤、姜附汤皆可，若危笃者，灸命关二百壮可保，若灸迟则肠开洞泄而死。（脾泄之病世人轻忽，时医亦邈视之，而不知伤人最速。盐商薛汝良，午间注泄，晡时即厥冷不禁，及余诊示已黄昏矣，两手脉皆绝，予曰病已失守，不可为矣。速灸关元，重投参附，竟不能救，先生之论，诚非谬也。）

治验

一人患暴注，因忧思伤脾也，服金液丹、霹雳汤不效，盖伤之深耳。灸命关二百壮，大便始长，服草神丹而愈。

休息痢

痢因暑月食冷，及湿热太过，损伤脾胃而致。若伤气则成白痢，服如圣饼、全真丹、金液丹亦可；若伤血则成赤痢，服阿胶丸、黄芩芍药汤。初起腹痛者，亦服如圣饼，下积血而愈，此其轻者也；若下五色鱼脑，延绵日久，饮食不进者，此休息痢也，最重，不早治，十日半月，害人性命。

治法：先灸命关二百壮，服草神丹、霹雳汤三日便愈，过服寒凉下药必死。（痢至休息无已者，非处治之瘥，即调理之误，或饮食之过，所以止作频仍，延绵不已，然欲使其竟止亦颇费手。有肺气虚陷者，有肾阴不足者，有脾肾两亏者，有经脉内陷者，有肝木乘脾者，有腐秽不清者，有固涩太早者，有三焦失运者，有湿热伤脾者，有生阳不足者，有孤阴注下者，有暑毒未清者，有阴积肠蛊者，有风邪陷入者，一一体察，得其病情，审治的当，自能应手取效。）

治验

一人病休息痢已半年，元气将脱，六脉将绝，十分危笃。余为灸命关三百壮，关元三百壮，六脉已平，痢已止，两胁刺痛，再服草神丹、霹雳汤方愈，一月后大便二日一次矣。

一人病休息痢，余令灸命关二百壮病愈。二日，变泄下，一时五七次，令服霹雳汤二服，立止。后四肢浮肿，乃脾虚欲成水胀也，又灸关元二百壮，服金液丹十两，一月而愈。

内 伤

由饮食失节，损其脾气，轻则头晕发热，四肢无力，不思饮食，脉沉而紧，服来复、全真及平胃散；重者六脉浮紧，头痛发热，吐逆、心下痞，服荜澄茄散，来复、全真而愈。若被庸医转下凉药，重损脾气，变生他病，成虚劳臌胀泄泻等证，急灸中脘五十壮，关元百壮，可保全生，若服凉药速死。（内伤之证，饮食其一端也，又有劳倦郁怒，忧悲思虑，喜乐惊恐，恶怒奇愁，皆由七情不以次入，直伤五脏，更有由房室跌扑而成内伤者，临证之工，不可不察。）

霍 乱

霍乱由于外感风寒，内伤生冷，致阴阳交错，变成吐泻，初起服珍珠散二钱即愈，或金液丹百粒亦愈。如寒气入腹，搏于筋脉，致筋抽转，即以瓦烧热，纸裹烙筋转处，立愈。若吐泻后，胃气大损，六脉沉细，四肢厥冷，乃真阳欲脱。灸中脘五十壮，关元三百壮，六脉复生，不灸则死也。（霍乱之证，三焦失运，中土受伤。一时心疼腹痛，吐利频作，挥霍撩乱，烦剧不宁。大法温其三焦，调其中土，一剂可愈。至若厥冷无脉，非重用温补不可，否则转筋入腹而死。近世时医不云中暑，即言痧发，禁用官料，竟事凉冰，刺其廉英，针其曲泽，以大泄其血，不知脾胃受伤，中焦之荣血已竭，而复大泄之，譬下井而投以石也。此种医人罔顾人命，真野狼心虎腹人耶！存救人之心者，当须体察。）

暑月伤食泄泻

凡暑月饮食生冷太过，伤人六腑。伤胃则注下暴泄；伤脾则滑泄，米谷不化；伤大肠则泻白，肠中痛，皆宜服金液丹、霹雳汤，三日而愈。不愈则成脾泄，急灸神阙百壮。（神阙恐是命关之误。）《难经》虽言五泄，不传治法，凡一应泄泻，皆根据此法治之。

治验

一女人因泄泻发狂言，六脉紧数，乃胃中积热也。询其丈夫，因吃胡椒、生姜太多，以致泄泻，五日后发狂言，令服黄芩知母汤而愈。（平日恣啖炙爆，喜食椒姜，胃中积热者，有此一证，临证自明，然亦希遇。更有泻脱津液，致舌苔干燥，发热神昏，谵妄不宁者，此脾胃大虚，法当温补，若用寒凉，虚脱立见。）

痢　疾

凡人多食生冷，湿热伤其脾胃，致成痢疾。初起服如圣饼子，下积而愈；若无大便，止下赤脓者，乃胃有大热伤血也，宜当归芍药汤、阿胶汤；若下白脓者，乃饮食冷物伤大肠也，服桃花汤、全真丹而愈；若腹痛发热昏睡，六脉洪数，纯泄赤脓，乃热气滞于肠胃也，名痞蛊痢，亦有错服热药而得者，服黄连丸，甚者大通散。（痢疾固当化积清热，香连、承气等方，用果得宜，何尝不应手而愈？若涉脾胃虚寒，经脉内陷，三焦失运而致者，又不可不以温补为要也，盖热药之误，易于转手，凉药之误，救治殊难。虚衷以应，临证误人自少。）

伤脾发潮热

此因饮食失节，损及脾胃，致元气虚脱，令头昏脚弱，四肢倦怠，心下痞闷，午后发热，乃元气下入阴分也，服全真丹、荜澄茄散，三月而愈。若服滋阴降火凉药，其病转甚，若俗医用下药，致病危笃，六脉沉细，灸中脘五十壮，关元一百壮，可保，迟则脾气衰脱而死。（庸医于此证，不知误杀天下多少苍生，而小儿为甚。午后发热，不曰潮热，便云阴虚；心下痞闷，不云食积，便云停痰。动辄寒凉，恣行消克，大人变为虚脱，小儿转为脾风，而犹曰风暑难清，痰热为害，及至垂毙，医者云人力已竭，病家云天数难挽，至死不悟，良可悲哉。）

呕吐反胃

凡饮食失节，冷物伤脾，胃虽纳受，而脾不能运，故作吐，宜二圣散、草神丹，或金液丹。若伤之最重，再兼六欲七情有损者，则饮蓄于中焦，令人朝食暮吐，名曰番胃，乃脾气太虚，不能健运也，治迟则伤人。若用攻克，重伤元气立死，须灸左命关二百壮，服草神丹而愈，若服他药则不救。（呕吐一证，先当审其所因，轻者二陈、平胃、藿香正气一剂可定；虚者六君、理中亦易为力；唯重者，一时暴吐，厥逆汗出，稍失提防，躁脱而死，不可不知。至于番胃，虽属缓证，治颇棘手，唯在医者细心，病患谨摄，治以丹艾，庶可获全，不然生者少矣。）

痞　闷

凡饮食冷物太过，脾胃被伤，则心下作痞，此为易治，宜全真丹一服全好，大抵伤胃则胸满，伤脾则腹胀。腹胀者易治，宜草神丹、金液、全真、来复等皆可服，寒甚者姜附汤。此证庸医多用下药，致一时变生，腹大水肿，急灸命关二百壮，以保性命，迟则难救。（此证乃《内经》所谓阳蓄积病死之证，不可以误治也。若腹胀，所谓藏寒生满病是也，苟不重温，危亡立至。)

治验

一人因暑月食冷物,以致胸腹胀闷欲死,服金液丹百丸,少顷加全真丹百丸,即有气下降而愈。(夏月伏阴在内,一切冷物在所禁食,若不慎,而致伤者,不重剂温化,恶得不变。)

一小儿食生杏致伤脾,胀闷欲死,灸左命关二十壮即愈,又服全真丹五十丸。(生杏在大人尚不可食,况小儿乎!温中药内入些少麝香为妙。)

一人每饭后饮酒,伤其肺气,致胸膈作胀,气促欲死,服钟乳粉、五膈散而愈。若重者,灸中府穴亦好。服凉药则成中满难治矣。(酒后吃饭,中气不伤,若饭后饮酒,清气浊乱,所以致胀。)

一人慵懒,饮食即卧,致宿食结于中焦,不能饮食,四肢倦怠,令灸中脘五十壮,服分气丸、丁香丸即愈。(修养书云:饭后徐徐行百步,自然食毒自消磨。食后即卧,食填中宫,升降有乖,焉得不病。)

中　暑

凡此病脉大而缓,其候饮食不减,起居如常,但时发烦热,渴饮无度,此暑证也,易治,知母散一服便愈。若烦热困倦不食者,暑气伤胃也,服温中汤药即愈。若服香薷、六一寒凉等剂,冰损胃气,多致变疟痢泄泻诸证,慎之。若暑气客于心包络之经,令人谵言烦渴,欲饮冷水,小便秘涩,大便下赤水,当服阿胶丸、当归芍药汤而愈。若暑月饮食冷物,寒邪入客胃中,致腹中作痛,宜金液、草神、全真、来复等丹连二服便愈。若以凉药下之,变为中满脾泄。若元气虚,早间行路,冷气入腹,令人心肚作痛,宜服金液丹或来复丹。凡暑月人多食冷物,若常服金液、全真、来复、保元等丹,自然脾胃调和,饮食不伤,但少壮人须五日一次,恐热上攻眼目也。

(中暑之证,原只寻常,苟渴饮无度,知母散可一服;若困倦不食,盒饭温中;设暑客于心包络,谵烦饮冷,溺涩便赤,清心凉血,皆一剂可愈者。若今之医家,将一切内伤虚寒之证,亦认为暑,恣用寒凉,朝夕靡已,及变阴深冷脱，犹云暑邪内攻，病势深重，难挽回矣。间遇明眼高手，投以参附，犹且从中阻挠。洎投之有效，辄涎颜支饰：我原欲转手，不谓渠意亦同。投之不效，谗言蜂起，一肩卸却，罪归参附。病家本不识病情，未免随之怨怅，嗟！嗟！此种医人，天良尽丧，予具热肠，常遭此辈谤累，因书此以志慨。）

暑月脾燥病

凡夏月冷物伤脾，又兼暑气客之，则成燥病，令人发热作渴不止，六脉弦大，乃火热伤肺而津液不能上输也，有脾胃之分。若发燥热而能食者，热在胃也，易治，服全真丹、荜澄茄散而愈。若发燥热不进饮食，四肢倦怠，热在脾也，为重，服金液、草神或来复等丹，五日而愈。如作暑治，下以凉药，热虽暂退，必变为中满、洞泄诸证。暑月发热，务分虚实，六脉沉数，饮食如常者，为实热，服薄荷煎而愈；若六脉弦紧，减食倦怠者，为虚热，大忌寒凉，宜全真、来复等丹而愈。（夏月发热作渴，脉弦而大，谁肯不作暑治而不用寒凉者，不知暑热熏蒸，耗人元气，元气既伤，未有不渴。冷物伤脾，有乖输灌；三焦失运，腠理不和，发热作渴，自所不免。且六脉弦大，弦则为减，大则为虚，体验果真，一温可解。今之医家，专尚香薷、青蒿、黄连、滑石等剂，变为泻泄，犹云协热，及至虚脱，全然不觉。此由脉理未明，误主作贼之误也。）

凡夏月阴气在腹，又暑能伤人元气，更兼冰水冷物损其脾胃，皆不足证也。《局方》俱用香薷饮、白虎、益元、黄连解毒等剂，重伤元气，轻则变疟痢、霍乱、泄泻等证，重则成虚劳、中满、注泻等证。余常以保元、来复、全真、金液、延寿、姜附汤等类治暑，百发百中，好生之士请尝试之。

两胁连心痛

此证由忧思恼怒，饮食生冷，醉饱入房，损其脾气，又伤肝气，故两胁作痛。庸医再用寒凉药，重伤其脾，致变大病，成中满、番胃而死。或因恼怒伤肝，又加青陈皮、枳壳实等重削其肝，致令四肢羸瘦，不进饮食而死。

治之正法，若重者，六脉微弱，羸瘦，少饮食，此脾气将脱，急灸左命关二百壮，固住脾气则不死，后服金液、全真、来复等丹及荜澄茄散随证用之，自愈。(此证古法，在左为肝木为病，瘀血不消，恼怒所伤；在右则为痰，为饮，为食积气滞，此皆标病易于治疗。若宗气有乖，虚里作楚，荣气失调，脾络作痛，此非积渐温养不愈。至若两胁连心，痛如刀刺，此三阴受损，逆于膈肓之间，非重用温补不可。又肥气、息贲，此积在藏之募原，若泥古方，专于剥削，未有不死者也。)

消 渴

此病由心肺气虚，多食生冷，冰脱肺气，或色欲过度，重伤于肾，致津不得上荣而成消渴。盖肾脉贯咽喉，系舌本，若肾水枯涸，不能上荣于口，令人多饮而小便反少，方书作热治之，损其肾元，误人甚多。正书，春灸气海三百壮，秋灸关元二百壮，日服延寿丹十丸，二月之后，肾气复生。若服降火药，临时有效，日久肺气渐损，肾气渐衰，变成虚劳而死矣。此证大忌酒色，生冷硬物。若脾气有余，肾气不足，则成消中病，脾实有火，故善食而消，肾气不足，故下部少力，或小便如疳。孙思邈作三焦积热而用凉药，损人不少。盖脾虽有热，而凉药泻之，热未去而脾先伤败。正法先灸关元二百壮，服金液丹一斤而愈。(消渴虽有上中下之分，总由于损耗津液所致，盖肾为津液之原，脾为津液之本，本原亏而消渴之证从此致矣。上消者，《素问》谓之鬲消，渴而多饮，小便频数。中消者《索问》谓之消中，消谷善饥，身体消瘦。下消者，《素问》谓之肺消，渴而便数有膏。饮一溲二；后人又谓之肾消，肾消之证则已重矣。若脉微而涩或细小，身体瘦瘁，溺出味甘者，皆不治之证也，大法以救津液，壮水火为生。)

治验

一人频饮水而渴不止，余曰：君病是消渴也，乃脾肺气虚，非内热也。其人曰，前服凉药六剂，热虽退而渴不止，觉胸胁气痞而喘。余曰：前证止伤脾肺，因凉药复损元气，故不能健运而水停心下也。急灸关元、气海各三百壮，服四神丹，六十日津液复生。方书皆作三焦猛热，下以凉药，杀人甚于刀剑，慎之。（津液受伤，不唯消渴，亦兼杂病，而误用寒凉者不少，时医以此杀人，而人不悟奈何。）

着恼病

此证方书多不载，人莫能辨，或先富后贫，先贵后贱，及暴忧暴怒，皆伤人五脏。多思则伤脾，多忧则伤肺，多怒则伤肝，多欲则伤心，至于忧时加食则伤胃。方书虽载内因，不立方法，后人遇此皆如虚证治之，损人性命。其证若伤肝脾则泄泻不止，伤胃则昏不省人事，伤肾则成痨瘵，伤肝则失血筋挛，伤肺则咯血吐痰，伤心则颠冒，当先服姜附汤以散邪，后服金液丹以保脾胃，再详其证而灸之。若脾虚灸中府穴各二百壮，肾虚灸关元穴三百壮，二经若实，自然不死。后服延寿丹，或多服金液丹而愈，凉药服多，重损元气则死。（此证皆因七情所伤，五志之过，审其所因而调治之，庶无失误。）

治验

一人年十五，因大忧大恼，却转脾虚，庸医用五苓散及青皮、枳壳等药，遂致饮食不进，胸中作闷。余令灸命关二百壮，饮食渐进，灸关元五百壮，服姜附汤一二剂，金液丹二斤方愈，方书混作劳损，用温平小药误人不少，悲夫！（大忧恼而得脾泄，医用五苓、青皮、枳壳，变尚如此，近有六脉虚脱，脾肾败坏，犹云不妨而用此药者，又庸医中之隶也。）

头　晕

此证因冷痰聚于脑，又感风寒，故积而不散，令人头旋眼晕，呕吐痰涎，老年人宜服附子半夏汤，少壮人宜服半夏生姜汤。若用凉剂则临时有效，痰愈凝而愈固，难以速效矣。（此即所谓头风证，故有冷痰聚脑，又感风寒之说，若头晕则纯属于虚，盖肝虚则血不上荣，肺虚则清阳不运，肾虚则厥成颠疾，心虚则火炎浮越。夫风虚痰火，间或有之，至于头风虚证不少，不可不知。）

治验

一人头风，发则旋晕呕吐，数日不食。余为针风府穴，向左耳入三寸，去来留十三呼，病患头内觉麻热，方令吸气出针，服附子半夏汤永不发。华佗针曹操头风，亦针此穴立愈。但此穴入针，人即昏倒，其法向左耳横下针，则不伤大筋，而无晕，乃《千金》妙法也。(此针法奇妙，须与高手针家议之，方得无误。)

一人起居如常，但时发头痛，此宿食在胃脘也，服丁香丸十粒而愈。

厥　证

《素问》云：五络俱绝，形无所知，其状若尸，名为尸厥。由忧思惊恐，致胃气虚闭于中焦，不得上升下降，故昏冒强直，当灸中脘五十壮即愈。此证妇人多有之，小儿急慢惊风亦是此证，用药无效，若用吐痰下痰药即死，唯灸此穴，可保无虞。令服来复丹、荜澄茄散而愈。(厥证《经》言详矣，尸厥不过厥证之一端，外有血厥、痰厥、煎厥、薄厥，总皆根气下虚之证，所谓少阴不至者厥也，又云内夺而厥，则为喑痱，此肾虚也。)

治验

一妇人产后发昏，二目滞涩，面上发麻，牙关紧急，二手拘挛，余曰：此胃气闭也。胃脉挟口环唇，出于齿缝，故见此证。令灸中脘穴五十壮，即日而愈。(产后血厥，仓公白薇散)

一妇人时时死去已二日矣，凡医作风治之不效，灸中脘五十壮即愈。

气　脱

少年酒色太过，脾肾气虚，忽然脱气而死，急灸关元五百壮，服霹雳汤、姜附汤、金液丹久久而愈。此证须早治，迟则元气亦脱，灸亦无及矣。(更有血脱、神脱、精脱、津脱、液脱，若汗脱即津液脱也。)

死脉见

此由少年七情六欲所损，故致晚年真气虚衰，死脉见于两手，或十动一止，或二十动一止，皆不出三年而死。又若屋漏、雀啄之类皆是死脉。灸关元五百壮，服延寿丹、保元丹六十日后，死脉方隐，此仙师不传之妙法也。（雍正三年初冬，一董姓者，来求诊脉。其脉，或二动一止，或七动一止，或十二动，或十七动一止，此心绝脉也。仲冬水旺，其何能生，姑定参、茸、附、紫河车、脐带、桂心、枣仁等方与之。服十剂，脉之歇止参差，不似前之有定数矣，又十剂而歇止少矣，又十剂六脉如常矣。噫！不可谓药之无功也，且知治早，虽不用丹艾，亦有可生全者。）

腰痛

老年肾气衰，又兼风寒客之，腰髋髀作痛，医作风痹走痛，治用宣风散、趁痛丸，重竭真气，误人甚多。正法服姜附汤散寒邪，或全真丹，灸关元百壮，则肾自坚牢，永不作痛，须服金液丹，以壮元阳，至老年不发。（老年腰痛而作风气痹证治者，多致大害，即使风痹，重用温补亦能散去。）

中风人气虚中满

此由脾肾虚惫不能运化，故心腹胀满，又气不足，故行动则胸高而喘。切不可服利气及通快药，令人气愈虚，传为脾病，不可救矣。宜金液丹、全真丹，一月方愈。重者，灸命关、关元二百壮。（肾虚则生气之原乏，脾虚则健运之力微，气虚中满之证作矣。又《内经》谓藏寒生满病，医人知此不行剥削，重剂温补，为变者少矣。）

老人两胁痛

此由胃气虚积而不通，故胁下胀闷，切不可认为肝气，服削肝寒凉之药，以速其毙。服草神、金液十日，重者灸左食窦穴，一灸便有下气而愈，再灸关元百壮更佳。（老人与病后及体虚人两胁作痛，总宜以调理肝脾，更须察其兼证有无虚实，治颇不易。）

治验

一人脾气虚，好食冷物不消，常觉口中出败卵臭，服草神丹即愈。若服全真、金液亦效。（脾胃既为食所伤，不可再施消克，唯治以温化，则自健运矣。）

一人脾气虚，致积气留于胁下，两肋常如流水，多服草神丹而愈。（脾虚致积，当用温行，水流胁下，更仗温化。）

疝 气

由于肾气虚寒，凝积下焦，服草神丹，灸气海穴自愈。（此证《内经》论五脏皆有，而后人以病由于肝，先生言因肾气虚寒，总不若丹艾之妙。）

吞 酸

凡人至中年，脾气虚弱，又伤生冷硬物，不能营运，蕴积中焦，久之变为郁火、停痰，故令嗳气，久则成中满、腹胀之证。须服草神丹、全真丹、金液丹皆可。（吞酸为病虽微，致害匪浅，苟不慎节饮食，戒谨房帏，久久无不变成臌胀。）

脾疟

凡疟病由于暑月多吃冰水冷物，伤其脾胃，久而生痰，古今议论皆差，或指暑邪，或分六经，或云邪崇，皆谬说也。但只有脾胃之分，胃疟易治，脾疟难调。或初起一日一发，或间日一发，乃阳明证也。清脾饮、截疟丹皆可。若二三日一发，或午后发，绵延不止者，乃脾疟也。此证若作寻常治之，误人不少。正法当服全真、草神、四神等丹，若困重日久，肌肤渐瘦，饮食减少，此为最重，可灸左命关百壮，自愈。穷人艰于服药，只灸命关亦可愈。凡久疟止灸命关，下火便愈，实秘法也。（脾疟原属正虚，治得其法，应手即愈，而世人竟尚柴胡，攻多补少，不知元气既虚，又拔其本，以致耽延时日，变端百出，先生灸法，实可宗主。）

治验

一人病疟月余，发热未退，一医与白虎汤，热愈甚。余曰：公病脾气大虚，而服寒凉，恐伤脾胃。病患云：不服凉药，热何时得退。余曰：《内经》云疟之始发，其寒也，烈火不能止；其热也，冰水不能遏。当是时，良工不能措其手，且扶元气，待其自衰。公元气大虚，服凉剂退火，吾恐热未去，而元气脱矣。因为之灸命关，才五七壮，胁中有气下降，三十壮全愈。（久疟而用白虎，真所谓盲人说瞎话也。缪仲醇一代名医，论多出此，窃所未解。予观《广笔记》，疑其所学，全无巴鼻，至于《本草经疏》，设立许多禁忌，令后人疑信相半，不敢轻用，为患匪细。）

胃疟

《素问》论疟而无治法，《千金》虽传治法，试之无效。凡人暑月过啖冷物，轻则伤胃，重则伤脾。若初起先寒后热，一日一发，乃胃疟也，易治。或吐，或下，不过十日而愈。扁鹊正法，服四神丹，甚者灸中脘穴三十壮愈。（此证感浅病轻，人多忽略。雍正三年，秋冬之交，人皆病此，重剂温补，或可幸免，投药少瘥，立见冰脱。用清解小柴胡者，皆不能起，宁绍之人，死者比比，以其溺用寒凉，虽一误再误，而终不悟也。）

邪 祟

此证皆由元气虚弱，或下元虚惫，忧恐太过，损伤心气，致鬼邪乘虚而入，令人昏迷，与鬼交通。当服睡圣散，灸巨阙穴二百壮，鬼气自灭，服姜附汤而愈。（邪祟乌能着人，人自着之耳。果立身正直，心地光明，不负君亲，无惭屋漏，鬼神钦敬不遑，何邪祟之敢乘哉，唯其阴幽偏颇，卑昏柔之辈，多能感此，有似邪祟之附着，究非邪祟也。盖由人之藏气受伤而神魂失守。故肝脏伤则意不宁，而白衣人来搏击；心脏伤则神不安，而黑衣人来毁伤；脾脏伤则意有不存，而青衣人来殴辱；肺脏伤则魄不守，而红衣人来凌轹；肾脏伤则志多犹疑，而黄衣人来斥辱。此皆神气受伤，以致妄有闻见，不觉其见乎四体，发乎语言，而若有邪祟所附也。正法唯有安其神魂，定其志魄，审其何脏之虚而补之，何脏之乘而制之可也。）

治验

一妇人因心气不足，夜夜有少年人附着其体，诊六脉皆无病，余令灸上脘穴五十壮。至夜鬼来，离床五尺不能近，服姜附汤、镇心丹五日而愈。

一贵人妻为鬼所着，百法不效。有一法师书天医符奏玉帝亦不效。余令服睡圣散三钱，灸巨阙穴五十壮，又灸石门穴三百壮，至二百壮，病患开眼如故，服姜附汤、镇心丹五日而愈。

一妇人病虚劳，直气将脱，为鬼所着，余用大艾火灸关元，彼难忍痛，乃令服睡圣散三钱，复灸至一百五十壮而醒。又服又灸，至三百壮，鬼邪去，劳病亦瘥。

怔 忡

凡忧思太过，心血耗散，生冷硬物损伤脾胃，致阴阳不得升降，结于中焦，令人心下恍惚，当以来复丹、金液丹、荜澄茄散治之。若心血少者，须用独骸大丹，次则延寿丹亦可。（忧思之伤，怔忡之本证；饮食之伤，怔忡之兼证，微有虚实之殊。审证施治，自然无误。）

心 痛

皆由郁火停痰而作，饮食生冷填于阳明、太阴分野，亦能作病，宜全真丹。若胃口寒甚，全真丹或姜附汤不愈，灸中脘七十壮。若脾心痛发而欲死，六脉尚有者，急灸左命关五十壮而苏，内服来复丹，荜澄茄散。若时痛时止，吐清水者，乃蛔攻心包络也，服安虫散。若卒心痛，六脉沉微，汗出不止，爪甲青，足冷过膝，乃真心痛也，不治。（心为一身之主宰，一毫不可犯，处正无偏，岂宜受病。凡痛非心痛，乃心之包络痛与脾痛、胃痛、膈痛耳。审其所因、所客，或气、或痰，虽有九种之分，虚实之异，大概虚者为多，属实者间亦有之，审察而治，庶无差错。）

痹 病

风寒湿三气合而为痹，走注疼痛，或臂腰足膝拘挛，两肘牵急，乃寒邪凑于分肉之间也，方书谓之白虎历节风。治法于痛处灸五十壮，自愈，汤药不效，唯此法最速。若轻者不必灸，用草乌末二两、白面二钱，醋调熬成稀糊，摊白布上，乘热贴患处，一宿而愈。（痹者，气血凝闭而不行，留滞于五脏之外，合而为病。又邪入于阴则为痹，故凡治痹，非温不可，方书皆作实治，然属虚者亦颇不少。）

神痴病

凡人至中年，天数自然虚衰，或加妄想忧思，或为功名失志，以致心血大耗，痴醉不治，渐至精气耗尽而死，当灸关元穴三百壮，服延寿丹一斤。此证寻常药饵皆不能治，唯灸艾及丹药可保无虞。（此乃失志之证，有似痴呆，或如神祟，自言自笑，神情若失，行步若听，非大遂其志不能愈，故愈者甚少。）

治验

一小儿因观神戏受惊，时时悲啼如醉，不食已九十日，危甚，令灸巨阙五十壮，即知人事，曰：适间心上有如火滚下，即好。服镇心丸而愈。（惊则神无所倚，痰涎入客包络，宫城受伤，心不安宁，故肺气来乘，而虚火上蒸。灸法之妙，愈于缓惊锭、抱龙丸多矣。）

一人功名不遂，神思不乐，饮食渐少，日夜昏默已半年矣，诸医不效。此病药不能治，令灸巨阙百壮、关元二百壮，病减半；令服醇酒一日三度，一月全安。盖醺酣忘其所慕也。（失志不遂之病，非排遣性情不可，以灸法操其要，醉酒陶其情，此法妙极。）

下注病

贫贱人久卧湿地，寒邪客于肾经，又兼下元虚损，寒湿下注，血脉凝滞，两腿粗肿，行步无力，渐至大如瓜瓠。方书皆以消湿利水治之，损人甚多，令灸涌泉、三里、承山各五十壮即愈。（俗名苏木腿，形状怪异可畏，终身之疾，鲜有愈者，先生灸法，未知验否。）

脚　气

下元虚损，又久立湿地，致寒湿之气，客于经脉，则双足肿痛，行步少力。又暑月冷水濯足，亦成干香港脚，发则连足心、腿胻，肿痛如火烙，或发热、恶寒。治法灸涌泉穴，则永去病根，若不灸，多服金液丹亦好。平常药临时有效，不能全除。其不能行步者，灸关元五十壮。大忌凉药，泄伤肾气，变为中满、腹胀而死。久患香港脚人，湿气上攻，连两胁、腰腹、肩臂拘挛疼痛，乃肾经湿盛也。服宣风丸五十粒，微下而愈。然审果有是证者可服，若虚人断不可轻用。（脚气壅疾，言邪气壅滞于下，有如痹证之闭而不行。但此证发则上冲心胸，呕吐、烦闷，甚为危险，即《内经》所谓厥逆是也。轻者，疏通经脉，解散寒湿，调其阴阳，和其血气，亦易于治。如苏梗、腹皮、木瓜、槟榔、苍术、独活等药，皆可用也。其甚者憎寒、壮热、气逆、呕吐、筋急入腹，闷乱欲绝，此邪冲入腹，危险更甚，非重用温化不可，如茱萸、姜附等药，宜皆用之。至如剥削过度，脉微欲绝，变成虚寒，往往不起，不可谓壅疾而不利于补也。）

治验

一人患香港脚，两胃连腰，日夜痛不可忍，为灸涌泉穴五十壮，服金液丹五日全愈。（此证有似痛痹。）

一女人患香港脚，忽手足遍身拘挛疼痛，六脉沉大，乃胃气盛也，服宣风丸三十粒，泄去而愈。（此证须细审的确，方可用。）

足痿病

凡腰以下肾气主之，肾虚则下部无力，筋骨不用，可服金液丹，再灸关元穴，则肾气复长，自然能行动矣。若肾气虚脱，虽灸无益。（此证《内经》皆言五脏虚热，故后人有补阴虎潜、金刚、地黄等丸。东垣又作湿热，而以潜行散为治痿妙药，然不可泥也。虚寒之证亦颇不少，临证审详，自有分晓。）

治验

一老人腰脚痛，不能行步，令灸关元三百壮，更服金液丹强健如前。

黄　疸

暑月饮食冷物，损伤脾肾。脾主土，故见黄色，又脾气虚脱，浊气停于中焦，不得升降，故眼目遍身皆黄，六脉沉紧。宜服草神丹，及金液、全真、来复之类，重者灸食窦穴百壮，大忌寒凉。（此证第一要审阴阳，阳黄必身色光明，脉来洪滑，善食发渴，此皆实证，清湿热利小便可愈，若身热脉浮亦可发表。阴黄则身色晦暗，神思困倦，食少便溏。脉来无力，重用温补，则小便长而黄白退，若误作阳黄治之，为变非细。又一种胆黄证，因大惊卒恐，胆伤而汁泄于外，为病最重，唯觉之早，而重用温补者，尚可挽回。）

治验

一人遍身皆黄，小便赤色而涩，灸食窦穴五十壮，服姜附汤、全真丹而愈。

黑疸

由于脾肾二经，纵酒贪色则伤肾，寒饮则伤脾，故两目遍身皆黄黑色，小便赤少，时时肠鸣，四肢困倦，饮食减少，六脉弦紧，乃成肾痨。急灸命关三百壮，服草神丹、延寿丹而愈，若服凉药必死。

便闭

老人气虚及妇人产后少血，致津液不行，不得通流，故大便常结，切忌行药，是重损其阴也。止服金液丹，久久自润，或润肠丸亦可。又大小便主肾，肾开窍于二阴，能营运津液，若肾气虚则二便皆不通，亦服金液丹，肾气壮则大小便自利矣。（有陈姓盐商，年七十六矣。春时患中风脱证，重剂参附二百余服，获痊。至十月大便闭结不行，日登厕数十次，冷汗大出，面青肢厥。一马姓医，用滋补剂，入生大黄三钱。予深以为不可，戒之曰：老年脱后，幸参附救全，不能安养，过于思虑，以致津液枯竭，传送失宜。唯可助气滋津，佐以温化，自然流通，何事性急，以速其变。若一投大黄，往而不返，恐难于收功矣，姑忍二三日势当自解。病者怪予迟缓，口出怨咎之辞。至次日不得已，用人参二两、苁蓉一两、当归五钱、松柏仁各五钱、附子三钱、升麻四钱，煎服；外用绿矾一斤入圊桶，以滚水冲入，扶其坐上，一刻而通。）

溺血

凡膏粱人，火热内积，又多房劳，真水既涸，致阴血不静，流入膀胱，从小便而出。可服延寿丹，甚者灸关元。若少壮人，只作火热治之，然在因病制宜。（火热为积，实证也，一剂寒凉可解；房劳传肾，虚证也，非温补不可。审证而治，大有分别。）

淋　证

此由房事太过，肾气不足，致包络凝滞，不能通行水道则成淋也，服槟榔汤、鹿茸丸而愈。若包络闭涩，则精结成砂子，从茎中出，痛不可忍，可服保命丹，甚者灸关元。（淋浊之证，古人多用寒凉厘清通利之品，然初起则可，久而虚寒，又当从温补一法。）

肠澼下血

此由饮食失节，或大醉大饱，致肠胃横解，久之冷积于大肠之间，致血不流通，随大便而出，病虽寻常，然有终身不愈者。庸医皆用凉药止血，故连绵不已。盖血愈止愈凝，非草木所能治也。正法：先灸神阙穴百壮，服金液丹十两，日久下白脓，乃病根除也。（《经》云：阴络伤则血内溢，血内溢则后血。治此之法，总在别其脉之强弱，色之鲜暗，该清、该温，愈亦不难。若不慎饮食，恣纵酒色，断不能愈矣。）

卷下

阴茎出脓

此由酒色过度，真气虚耗，故血化为脓，令人渐渐羸瘦，六脉沉细。当每日服金液丹、霹雳汤，外敷百花散。五六日，腹中微痛，大便滑，小便长。忌房事，犯之复作。若灸关元二百壮，则病根去矣。（遗滑淋浊，无不由酒色之过，至于血出，可谓剧矣。又至化血为脓，则肾虚寒而精腐败，非温补不可。更须谨戒，若仍不慎，必致泄气而死。）

肠 痈

此由膏粱饮酒太过，热积肠中，久则成痈，服当归建中汤自愈。若近肛门者，用针刺之，出脓血而愈。

肠 痔

此由酒肉饮食太过，致经脉解而不收，故肠裂而为痔。服金液丹可愈，外取鼠腐（当是妇字）虫十枚，研烂摊纸上贴之，少刻痛止。若老人患此，须灸关元二百壮，不然肾气虚，毒瓦斯下注，则难用药也。（凡系咳嗽吐血后，大肠并肺虚极，而热陷于大肠，多难收功，若专于治痔，而罔顾本原，未有不致毙者。）

膏肓病

人因七情六欲，形寒饮冷，损伤肺气，令人咳嗽，胸膈不利，恶寒作热，可服全真丹。若服冷药，则重伤肺气，令人胸膈痞闷，昏迷上奔，口中吐冷水，如含冰雪，四肢困倦，饮食渐减，此乃冷气入于肺中，侵于膏肓，亦名冷劳。先服金液丹，除其寒气，再用姜附汤十日可愈，或服五膈散、撮气散，去肺中冷气，重者灸中府三百壮可愈。（形寒饮冷之伤，初起原不甚深重，医人不明此证，误与凉药，积渐冰坚，致成膏肓之疾。及至气奔吐冷，寒热无已，不思转手温补，仍与以滋阴退热等剂，以致不起，非是病杀，乃医杀也。）

治验

有一人暑月饮食冷物，伤肺气，致咳嗽胸膈不利，先服金液丹百粒，泄去一行，痛减三分，又服五膈散而安。但觉常发，后五年复大发，灸中府穴五百壮，方有极臭下气难闻，自后永不再发。（世医不审病因，动云暑月热气伤肺，一派寒凉，致水气不消，变成大病。）

噎 病

肺喜暖而恶寒，若寒气入肺或生冷所伤，又为庸医下凉药冰脱肺气，成膈噎病。觉喉中如物塞，汤水不能下，急灸命关二百壮，自然肺气下降而愈。（噎病之多死者，皆由咽中堵塞，饮食不进，医人畏用热药，多用寒凉润取其滋补，焉能得生，用先生灸法甚妙，奈人不能信用，何哉。）

又有肺寒一证，令人头微痛，多清涕，声哑，恶寒，肩背拘挛，脉微浮紧，当服华盖散，重则姜附汤，忌冷物。此证不可误认作痨证治，故表而出之。（肺寒之证，世医不识，不能用温散，但用桑皮、贝母、麦冬、玉竹等味壅住寒邪，做成弱证者多矣。）

咳 嗽

咳嗽多清涕者，肺感风寒也，华盖散主之。若外感风寒，内伤生冷，令人胸膈作痞，咳而呕吐，五膈散主之。咳嗽烦躁者，属肾，石膏丸主之。大凡咳嗽者，忌服凉药，犯之必变他证，忌房事，恐变虚劳。久咳而额上汗出，或四肢有时微冷，间发热困倦者，乃劳咳也。急灸关元三百壮，服金液丹，保命丹，姜附汤，须早治之，迟则难救。（治咳嗽之法，若如先生因证制宜，焉有痨瘵不治之患，无如医者辄以芩知桑杏为要药，致肺气冰伏，脾肾虚败，及至用补又不过以四君、六味和平之剂、和平之药与之，所谓养杀而已。）

哮病

此证方书名为哮喘，因天寒饮冷，或过食盐物，伤其肺气，故喉常如风吼声，若作劳则气喘而满。须灸天突穴五十壮，重者灸中脘穴五十壮，服五膈散，或研蚯蚓二条，醋调服立愈。（哮证遇冷则作，逢劳则甚，审治得当，愈亦不难，然少有除根者，先生此法甚妙，请尝试之。）

失血

凡色欲过度，或食冷物太过，损伤脾肺之气，故令人咯血。食前服钟乳粉、金液丹，食后服阿胶散而愈。若老年多于酒色，损伤脾气则令人吐血，损伤肾气则令人泻血，不早治多死。当灸关元三百壮，服姜附汤、金液丹自愈。伤肺气则血从鼻出，名曰肺衄，乃上焦热气上攻也。服金液丹或口含冷水，以郁金末调涂项后，及鼻柱上。凡肺衄不过数杯，如出至升斗者，乃脑漏也。（当做脑衄为是。）由真气虚而血妄行，急针关元三寸，留二十呼立止，再灸关元二百壮，服金液丹、草神丹可保。（失血之证，世人所畏，而医人亦多缩手，其畏者为殒命之速，而成痨瘵之易，缩手者，恐不识其原，而脱体之难。不知能究其原，察其因，更观其色，辨其脉，或起于形体之劳，或成于情志之过，由于外感者易治，出于内伤者难痊。络脉与经隧有异，经隧重而络脉轻；肝脾与肺肾不同，肺肾难而肝脾易。苟不讹其治法，虽重难亦可挽回，唯在辨别其阴阳，权衡其虚实，温清补泻，各得其宜。不可畏其炎焰，专尚寒凉，逐渐消伐其生气，而致不可解者比比矣。）

治验

一人患脑衄，日夜有数升，诸药不效。余为针关元穴，入二寸留二十呼，问病患曰：针下觉热否？曰：热矣。乃令吸气出针，其血立止。

一法治鼻衄与脑衄神方，用赤金打一戒指，带左手无名指上，如发作时，用右手将戒指捏紧，箍住则衄止矣。

肾厥

凡人患头痛，百药不效者，乃肾厥。服石膏丸、黑锡丹则愈，此病多酒多色人则有之。（《经》云：厥成为巅疾。又云：少阴不至者厥也。头痛之证，肾虚者多，若用他药，断难奏效，唯大温补为是，温补不效其丹艾乎。）

治验

一人因大恼悲伤得病，昼则安静，夜则烦燥，不进饮食，左手无脉，右手沉细，世医以死证论之。余曰：此肾厥病也。因寒气客脾肾二经，灸中脘五十壮，关元五百壮，每日服金液丹、四神丹。至七日左手脉生，少顷，大便下青白脓数升许，全安。此由真气大衰，非药能治，唯艾火灸之。（此证非灸法不愈，非丹药不效，二者人多不能行，医人仅用泛常药以治，其何能生。）

脾劳

人因饮食失节，或吐泻、服凉药致脾气受伤，令人面黄肌瘦，四肢困倦，不思饮食，久则肌肉瘦尽，骨立而死。急灸命关二百壮，服草神、金液，甚者必灸关元。（先天之原肾是也，后天之本脾是也。人能于此二脏，谨摄调养，不使有乖，自然脏腑和平，经脉营运，荣卫贯通，气血流畅，又何劳病之有？病至于劳则已极矣，非重温补何由得生。虞范溪强立五劳之证，所用皆系温平凉剂，以此灾梨祸枣，实是贻害后人。）

肾劳

夫人以脾为母，以肾为根，若房事酒色太过则成肾劳，令人面黑耳焦，筋骨无力。灸关元三百壮，服金液丹可生，迟则不治。

头痛

风寒头痛则发热、恶寒、鼻塞、肢节痛，华盖、五膈、消风散皆可主。若患头风兼头晕者，刺风府穴，不得直下针，恐伤大筋，则昏闷。向左耳横纹针下，入三四分，留去来二十呼，觉头中热麻是效。若风入太阳则偏头风，或左或右，痛连两目及齿，灸脑空穴二十一壮，其穴在脑后入发际三寸五分，再灸目窗二穴，在两耳直上一寸五分，二十一壮，左痛灸左，右痛灸右。（头风之病，证候多端，治得其法者殊少，致为终身痼疾，先生刺灸二法甚妙，无如医者不知，病者畏痛奈何。）

眼病

肝经壅热上攻，致目生昏翳，先服洗肝散数剂，后服拨云散，其翳自去。若老年人肾水枯涸，不能上荣于目，致双目昏花，渐至昏暗，变为黄色，名曰内障，服还睛丹，半月目热上攻，勿惧。此乃肾气复生，上朝于目也。如觉热，以手掌揉一番，光明一番，一月间，光生复旧矣。（眼科用药，不循纪律，只用一派发散寒凉，所谓眼垃圾是也。倘能尽如先生之法而行之，天下丧明者少矣。）

治验

余家女婢，忽二目失明，视之又无晕翳，细思此女，年少精气未衰，何缘得此证，良由性急多怒，有伤肝脏，故经脉不调而致，遂与密蒙花散一料，如旧光明矣。（病有万变，医止一心，线索在手，头绪逼清，何惧病体之多端，不愁治疗之无术。）

梦泄

凡人梦交而不泄者，心肾气实也；梦而即泄者，心肾气虚也。此病生于心肾，非药可治。当用纸捻长八寸，每夜紧系阴囊，天明解之，自然不泄。若肾气虚脱，寒精自出者，灸关元六百壮而愈。若人一见女子精即泄者，乃心肾大虚也，服大丹五两，甚者灸巨门五十壮。（仲景云：阴寒精自出，酸削不能行。可知精之不固，由于阳之不密。先生云：肾气虚脱，寒精自出，则温补下元为得法矣。世医苟明此理，以治遗精，必不专事寒凉，而治人夭枉矣。）

奔豚

此由肾气不足，又兼湿气入客小肠，连脐发痛，或上或下，若豚之奔，或痛连外肾成疝气者，服塌气散、茱萸丸、金铃子丸或蟠葱散。（奔豚与疝不同，混淆不得，从小腹而上，抵心者，奔豚也；从少腹而上逆脐，气与横弦，疝也；从阴囊而上冲心膈，痛欲死者，冲疝也；从少腹而下连肾区者，小肠与狐疝也。是有差别，不可不审。）

肺膈痛

此证因肺虚，气不下降，寒气凝结，令人胸膈连背作痛，或呕吐冷酸水，当服五膈散自愈。（此证治若失宜，久久必成膈证。）

骨缩病

此由肾气虚惫，肾主骨，肾水既涸则诸骨皆枯，渐至短缩，治迟则死。须加灸艾，内服丹附之药，非寻常草木药所能治也。（凡人年老，逐渐矬矮，其犹骨缩之病乎。）

治验

一人身长五尺，因伤酒色，渐觉肌肉消瘦，予令灸关元三百壮，服保元丹一斤，自后大便滑，小便长，饮食渐加，肌肉渐生，半年如故。（此自消瘦，与骨缩有间，不知何缘附此，中间疑有缺文。）

手颤病

四肢为诸阳之本，阳气盛则四肢实，实则四体轻便。若手足颤摇不能持物者，乃真元虚损也。常服金液丹五两，姜附汤自愈。若灸关元三百壮则病根永去矣。（手足颤摇，终身痼疾，若伤寒初起如是者，多难治。若过汗伤营而致者，宜以重剂扶阳，加以神气昏乱者，亦不治。）

老人便滑

凡人年少，过食生冷硬物面食，致冷气积而不流，至晚年脾气一虚，则胁下如水声，有水气则大便随下而不禁，可服四神丹、姜附汤，甚者灸命关穴。此病须早治，迟则多有损人者。又脾肾两虚，则小便亦不禁，服草神丹五日即可见效。（老人大便不禁，温固灸法为妥，若连及小便而用草神丹，中有朱砂、琥珀，恐非其宜。）

老人口干气喘

老人脾虚则气逆冲上逼肺，令人动作便喘，切不可用削气苦寒之药，重伤其脾，致成单腹胀之证。可服草神丹、金液丹、姜附汤而愈，甚者灸关元穴。肾脉贯肺系舌本，主营运津液，上输于肺，若肾气一虚，则不上荣，故口常干燥，若不早治，死无日矣。当灸关元五百壮，服延寿丹半斤而愈。（口干气喘，系根元虚而津液竭，庸医不思补救，犹用降削苦寒之品，不惭自己识力不真,而妄扫温补之非宜,及至暴脱,更卸过于前药之误。此辈重台下品,本不足论,但惜见者闻者,尚不知其谬妄,仍奉之如神明,重蹈覆辙者,不一而足,岂不哀哉。)

耳聋

有为风寒所袭而聋者,有心气不足而聋者,当服一醉膏,滚酒下,汗出而愈。若多酒色人,肾虚而致聋蔽者,宜先服延寿丹半斤,后服一醉膏。若实聋则难治。(肾开窍于耳,又胃之宗气别走于耳,故耳聋一证属虚者多,今言心气不足,而用一醉膏,此理未解。又云实聋者难治,尚俟细参。琦按:人于六十外,精神强健,不减少壮,而唯耳重听,乃肾气固藏之征,多主老寿不须医治。此书所谓若实聋则难治者,当是指此一种。)

气瘿

若山居人,溪涧中,有姜理石,饮其水,令人生瘿瘤,服消风散。(当是消瘿散。)初者服姜附汤。若血瘿、血瘤则不可治,妄治害人。

三虫

三虫者,蛔虫,蛲虫,寸白虫也。幼时多食生冷硬物,及腥厌之物,久之生虫。若多食牛肉,则生寸白。其蛔虫长五六寸,发则令人心痛,吐清水,贯心则死。寸白虫如葫芦子,子母相生,长二三寸,发则令人腹痛。蛲虫细如发,随气血周游遍身,出皮肤化为疯癞,住腹中,为蛲瘕,穿大肠为痔漏,俱宜服安虫散。若人谷道痒痛,当用轻粉少许服之,来日虫尽下,寸白虫亦能下。

治验

一妇人病腹胀诸药不效,余令解腹视之,其皮黄色光如镜面,乃蛲瘕也。先炙牛肉一斤，令食后用生麻油调轻粉五分服之，取下蛲虫一合，如线如须状，后服安虫散而愈。

蛊 毒

闽广之人，以诸虫置一器内，令其互相啖食，候食尽而独存者即蛊也。中其毒则面目黄肿，心腹胀满疼痛，或吐涎血，久则死矣。初得时用皂角一挺，槌根二两水煎浓汁二盏，临卧服之，次早取下毒物后，用以万岁藤根，湿纸裹煨熟，每日空心嚼五枚，生麻油送下，三日毒从大便出。凡人至川广每日饮食，宜用银箸，箸白即无妨，箸黑即有毒也。

痫 证

有胎痫者，在母腹中，母受惊，惊气冲胎，故生子成疾，发则仆倒，口吐涎沫，可服延寿丹，久而自愈。有气痫者，因恼怒思想而成，须灸中脘穴而愈。（胎痫出于母腹，俗所谓三搐成痫者也。气痫由于七情，故大病后及忧苦人，并纵性贪口腹人率多患此。医书虽有阴阳五脏之分，然皆未得其要，而愈者盖寡。先生此法直中肯綮，予用之而获效者多矣。）

治验

一人病痫三年余，灸中脘五十壮即愈。

一妇人病痫已十年，亦灸中脘五十壮愈。凡人有此疾，唯灸法取效最速，药不及也。

瘰 疬

此证由忧思恼怒而成，盖少阳之脉，循胁绕颈环耳，此即少阳肝胆之气，郁结而成。亦有鼠涎堕食中，食之而生，是名鼠。治法俱当于疮头上灸十五壮，以生麻油调百花膏敷之，内服平肝顺气之剂，日久自消。切不可用斑蝥、锻石、砒霜之类。(《内经》所谓陷脉为瘘,留连肉腠。此风邪外伤经脉,留滞于肉腠之间,而为瘰,乃外感之轻者也。《灵枢经》所谓肾脏受伤,水毒之气出于上,而为鼠。失治多至殒命,乃内伤之重者也。)

妇 人

妇人除妊娠外,有病多与男子相同,但男子以元阳为主,女子以阴血为主,男子多肾虚为病,女子多冲任虚为病。盖冲为血海,任主胞胎,血信之行,皆由冲任而来,若一月一次为无病,愆期者为虚,不及期者为实,脉沉细而涩,月信不来者,虚寒也。血崩者,冲任虚脱也。崩者,倒也。白带者,任脉冷也。任为胞门子户,故有此也。发热减食,皆为气血脾胃之虚;不减食,止发热者,心脏虚也。此外疾病治法皆与男子同。(妇人另立一科,原属无谓,业方脉者,不知男女之分,阴阳之异,冲任之原,月信之期,胎孕之病,产乳之疾者,则是走方小技之俦,乌得称大方哉。)

子 嗣

妇人血旺气衰则多子,气旺血衰则无子。若发黑,面色光润,肌肤滑泽,腋隐毛稀,乃气衰血旺也,主多子。若发黄,面无光彩,肌肉粗涩,腋隐毛多,乃气旺血衰也,主无子。若交合时,女精先至,男精后冲者,乃血开裹精也,主成男。若男精先至,女精后来者,乃精开裹血也,主成女。若男女精血前后不齐至者,则不成胎。(为子嗣计者,重在择妇,妇人端庄则生子凝重。交合有节,则生子秀美。既生之后,又须选择乳母,儿吮其乳,习其教导,往往类之。先天性情虽禀于父母,而后天体局往往多肖乳母。)

血 崩

《经》云:女子二七而天癸至,任脉通,太冲脉盛,月事以时下,若因房事太过,或生育太多,或暴怒内损真气,致任脉崩损,故血大下,卒不可止,如山崩之骤也。治宜阿胶汤、补宫丸半斤而愈。切不可用止血药,恐变生他病，久之一崩不可为矣。若势来太多，其人作晕，急灸石门穴，其血立止。（血崩之证，乃先后天冲任经隧周身之血，悉皆不能收持，一时暴下，有如山崩水溢，不可止遏，非重剂参附补救不能生也，间有属实者，当以形证求之。）

带 下

子宫虚寒，浊气凝结下焦，冲任脉（即子宫也）不得相荣，故腥物时下。以补宫丸、胶艾汤治之。甚者灸胞门、子户穴各三十壮，不独病愈而且多子。（带下之证，十有九患，皆由根气虚而带脉不收引，然亦有脾虚陷下者，有湿浊不清者，有气虚不摄者。有阳虚不固者，先生单作子宫虚寒，诚为卓见。）

乳 痈

良田藏气虚衰，血脉凝滞，或为风寒所客着而成痈矣。若阳明蕴热，亦能成此。先觉憎寒壮热，服救生汤一剂，若迟三五日，宜多服取效。

胎逆病

妊娠后，多于房事，或食冷物不消，令人吐逆不止，下部出恶物，可服金液丹、霹雳散即好。（胎逆即恶阻，俗所谓病儿是也。苟能慎起居，戒房事，节饮食，不但无病儿之患，而生子亦多易育，若谨摄已当，而仍病者，是系孕妇体弱，气血多虚故耳。）

午后潮热

若饮食减少，四肢倦怠，午后热者，胃气虚也。若起居如常，但发烦热，乃胃实心气盛也。服茜草汤五日愈。

脐中及下部出脓水

此由真气虚脱，冲任之血不行，化为脓水，或从脐中，或从阴中，淋沥而下，不治即死。灸石门穴二百壮，服金液丹、姜附汤愈。（脐为神阙穴，上脾下肾，不可有伤，若出脓水，先后天之气泄矣，焉得不死。）

妇人卒厥

凡无故昏倒，乃胃气闭也，灸中脘即愈。（贪食多欲之妇，多有此证。）

产后虚劳

生产出血过多，或早于房事，或早作劳动，致损真气，乃成虚劳。脉弦而紧，咳嗽发热，四肢常冷，或咯血吐血，灸石门穴三百壮，服延寿丹、金液丹，或钟乳粉，十日减，一月安。（凡虚劳而其脉弦紧者，病已剧矣，况在生产而出血过多者乎！急投温补，唯恐已迟，苟或昧此，尚欲滋阴，愈无日矣。）

小　儿

小儿纯阳，其脉行疾，一息六七至为率，迟冷数热与大人脉同。但小儿之病，为乳食所伤者，十居其半，发热用平胃散，吐泻用珍珠散，头痛发热，恐是外感，用荜澄茄散，谷食不化，用丁香丸，泄泻用金液丹。（小儿之脉较之大人固是行疾，第略差半至一至为率，若六七至，非平脉也。平脉而六七至，则数脉将八至矣，脉至八至非脱而何。）

惊 风

风木太过，令人发搐，又积热蓄于胃脘，胃气瞀闭，亦令卒仆，不知人事。先服碧霞散吐痰，次进知母黄芩汤，或青饼子、朱砂丸皆可。若脾虚发搐，或吐泻后发搐乃慢惊风也，灸中脘三十壮，服姜附汤而愈。（小儿之急惊、慢惊，犹大人中风之闭证、脱证，温清补泻，审病当而用药确，自无差讹。）

斑 疹

（即痘子）小儿斑疹，世皆根据钱氏法治之，此不必赘。但黑泡斑及缩陷等证，古今治之，未得其法，以为火而用凉药治者，十无一生。盖此乃污血逆于皮肤，凝滞不行，久则攻心而死。黄帝正法，用霹雳汤、姜附汤。凡多死之证，但用此法，常有得生者。盖毒血死于各经，决无复还之理。唯附子健壮，峻走十二经络，故用此攻之，十中常生八九。于脐下一寸，灸五十壮，则十分无事。若以凉药凝冰其血，致遍身青黑而死，此其过也。世俗凡遇热证，辄以凉药投之，热气未去，元气又漓，此法最不良。余每遇热证，以知母五钱煎服，热即退，元气无损，此乃秘法。（钱氏之法，后世儿医咸遵守之，以五行五色而分五脏之证，以顺逆险而为难易不治之条，所用之药不过温平无奇，阳热之逆诚可救全，阴寒之逆，百无一愈。其后陈氏虽云得法，十中或救一二，不若先生之论，阐千古之秘奥，为救逆之神枢。儿医苟能奉行，自然夭枉者少矣。每见世俗一遇逆证，勿论阴阳，辄云火闭，石膏、黄连、大黄用之不厌，人皆信之，至死不悔。近时费氏《救偏琐言》一出，庸子辄又奉为典型。在证药相合者，虽偶活其一二，而阴寒之证，亦以其法治之，冤遭毒害者，不知凡几矣。）

小儿午后潮热

小儿午后潮热，不属虚证，乃食伤阳明，必腹痛吐逆，宜用来复丹、荜澄茄散。

吐 泻

小儿吐泻因伤食者，用珍珠散；因胃寒者，用姜附汤，吐泻脉沉细，手足冷者，灸脐下一百五十壮；慢惊吐泻灸中脘五十壮。（人家肯用姜附，小儿亦已幸矣，若灼艾至一百五十壮，以此法劝之，断乎不允，只索托之空言耳。）

面目浮肿

此证由于冷物伤脾，脾虚不能化水谷，致寒饮停于中焦，轻者面目浮肿，重者连阴囊皆肿。服金液丹，轻者五日可愈，重者半月全愈，当饮软粥半月，硬物忌之。（金液丹洵是活命之神药，但世人不识。在大人尚有许多疑虑，小儿焉肯用哉。）

咳 嗽

小儿肺寒咳嗽，用华盖散；若服凉药，并止咳药更咳者，当服五膈散；若咳嗽面目浮肿者，服平胃散；咳而面赤者，上焦有热也，知母黄芩汤。（咳而面赤属上焦实热者，宜用知母黄芩，若咳甚而面赤兼呕涎沫者，则当以温补气血为宜。）

溏 泻

冷气犯胃，故水谷不化，大便溏滑，甚则脱肛者，浓肠散、半硫丸主之。

腹 胀

冷物伤脾则作胀，来复丹、全真丹皆可用。

痢　疾

痢因积滞而成者，如圣饼化积而愈；暑热所伤，下赤而肿者，黄连丸；腹痛者，当归芍药汤；寒邪客于肠胃下白者，姜附汤、桃花丸。

水　泻

火热作泻，珍珠散；食积作泻，如圣饼、感应丸。

胎寒腹痛

藏气虚则生寒，寒甚则腹痛，亦有胎中变寒而痛者。调硫黄粉五分，置乳头令儿吮之即愈。三四岁者，服来复丹。

下　血

暑中于心，传于小肠，故大便下血，宜当归建中汤。

牙　疳

胃脉络齿荣牙床，胃热则牙缝出血，犀角化毒丸主之。（出《局方》。）肾虚则牙齿动摇，胃虚则牙床溃烂，急服救生丹，若齿龈黑，急灸关元五十壮。（牙齿动摇或有知其肾虚者，至牙床溃烂，谁不曰胃火上攻，敢服救主丸并灸关元者鲜矣。）

蝼蛄疖

风寒凝于发际，或冷水沐头，小儿头上生疖，麻油调百花散涂之。如脑痈初起，亦服救生汤。

秃　疮

寒热客于发腠，浸淫成疮，久之生虫，即于头上，灸五十壮自愈。看其初起者，即是头也。

水沫疮

小儿腿间有疮，若以冷水洗之，寒气浸淫遂成大片，甚至不能步履。先以葱椒姜洗挹干，又以百花散糁之，外以膏药贴之，出尽毒水，十日全愈。

周身各穴

巨阙(在脐上五寸五分)　中脘(在脐上四寸)　神阙(在脐中)　阴交(在脐下一寸)　气海(在脐下一寸五分)　石门(在脐下二寸三分，女人忌灸，即胞门子户)　关元(在脐下三寸)　天柱(在一椎下两旁齐肩)　肺俞(在三椎旁挟脊各相去一寸五分)　心俞(在五椎下挟脊各相去一寸五分)　肝俞(在九椎旁挟脊各相去一寸五分)　脾俞(在十一椎旁挟脊各相去一寸五分)　肾俞(在十四椎下两旁挟脊各相去一寸五分)　腰俞(在二十一椎下间)　涌泉(在足心陷中)　承山(在昆仑上一尺肉间陷中)　三里(四穴，二在曲池下一寸，即手腕下一寸；二在膝下三寸，骨外大筋内宛宛中)　中府(在乳上三肋骨中)　食窦(即命关，在中府下六寸)　天突(在结喉下四寸宛中)　地仓(一名胃维，挟口吻旁四分)　上星(在鼻上入发际一寸)　前顶(入发际四寸五分)　目窗(当目上入发际一寸五分)　脑空(在脑后入发际三寸五分)　风府(入发际一寸)

神方

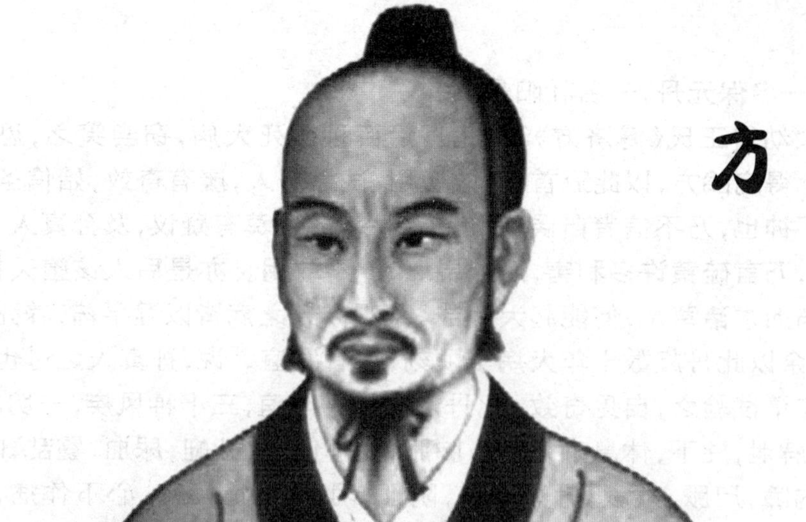

◆金液丹

（一名保元丹，一名壮阳丹。）

余幼得王氏《博济方》云：此丹治百种欲死大病，窃尝笑之，恐无是理。比得扁鹊方，以此冠首，乃敢遵用，试之于人，屡有奇效，始信圣人立法非不神也，乃不信者自误耳。此方古今盛行，莫有疑议，及孙真人著《千金方》，乃言硫黄许多利害，后人畏之，遂不敢用。亦是后人该堕夭折，故弃大药而求诸草木，何能起大病哉。余观今人之病皆以温平药，养死而不知悔，余以此丹起数十年大病于顷刻，何有发疽之说，孙真人之过也。凡我同志请试验之，自见奇效。此丹治二十种阴疽，三十种风疾，一切虚劳，水肿，脾泄，注下，休息痢，消渴，肺胀，大小便闭，吐衄，尿血，霍乱，吐泻，目中内障，尸厥，气厥，骨蒸潮热，阴证，阴毒，心腹疼痛，心下作痞，小腹两胁急痛，胃寒，水谷不化，日久膀胱疝气膨膈，女人子宫虚寒，久无子息，赤白带下，脐腹作痛，小儿急慢惊风，一切疑难大病，治之无不效验。船上硫黄十斤，用铜锅熬化，麻布滤净，倾入水中，再熬再倾，如此七次，研细，入阳城罐内，盖顶铁丝扎定，外以盐泥封固八分浓阴干。先慢火红，次加烈火，一炷香，寒炉取出，埋地中三日，去火毒，再研如粉，煮蒸饼为丸，梧子大。每服五十丸或三十丸，小儿十五丸。气虚人宜常服之，益寿延年功力最大。一切牛马六畜吐食者，灌硫末立愈，一切鸡鹅鸭瘦而欲死者，饲以硫末。可以立愈且易肥。

◆作蒸饼法

清明前一日，将干面打成薄饼，内放干面，包裹阴干。

◆保命延寿丹

此丹治痈疽，虚劳，中风，水肿，鼓胀，脾泄，久痢，久疟，尸厥，两胁连心痛，梦泄，遗精，女人血崩、白带，童子骨蒸劳热，一切虚羸，黄黑疸，急慢惊风百余种欲死大病，皆能治之。一粒胜金液丹十粒，久服延年益寿。

硫黄、明雄黄、辰砂、赤石脂、紫石英、阳起石(火醋淬三次)，每味各二两，研作粗末，同入阳城罐，盖顶，铁丝扎定，盐泥封固浓一寸，阴干。掘地作坑，下埋一半，上露一半，烈火一日夜，寒炉取出。

研细，醋丸梧子大。每服十粒，空心送下，童男女五粒，小儿二三粒，俱见成效。

◆大 丹

此丹补肾气，驻颜色，活血脉，壮筋骨，轻步履，明耳目，延年益寿。治虚劳，发热，咳嗽，咯血，骨蒸，盗汗，怔忡，惊悸，一切阴疽冷漏，小儿斑痘缩陷，水肿，鼓胀，黄黑疸，一切虚羸大病，功同延寿丹，常服可寿百岁余。但富贵人方得合此，贫者难合，只服金液丹亦妙也。大朱砂一斤(要有墙壁者)，为粗末，入阳城罐。先用蜜拌，安砂在底，次以瞿麦末、草乌末、菠菱末各五钱，以鸡子清五钱拌匀，盖在砂上。以罐盖盖住，铁丝扎好，盐泥封固阴干，掘地作坑，下埋五分，上露五分，烈火一日夜，寒炉取出。研细，醋打半夏糊丸芡实大，滑石为衣，以发光彩。银器收贮，每服五粒或三粒，空心面东热酒下。凡用入药中，并为衣者，俱如此制，则无毒，可放心服。

◆中 丹

此丹补肾气，壮筋骨，延年不老，治脾疟，黄黑疸，脾泄久痢，虚肿水肿，女人血崩白带，骨蒸劳热，小儿急慢惊风及暴注肠滑，洞泄，中风，诸般疮毒，皆效。

雄黄(十两)，赤石脂(二两)

其共为粗末，亦用前五味拌制，如大丹法，取研极细，醋糊丸芡实大。大人服十丸，小儿三五丸，空心热酒或米饮下。

◆三黄丹

此丹治中满，胸膈痞闷，中风，痰喘气急，大便虚秘，功与中丹同，但略峻耳。

雄黄、雌黄、硫黄各五两。

为粗末，制法如大丹。研极细，醋糊丸芡实大。每服十丸，空心米饮下。

◆四神丹

此丹治病，功力与延寿丹同，治虚证更多，能止怔忡、惊悸诸般大病。

同前三黄丹，外加辰砂五钱。

制法、合法、丸法俱如前。每服四十丸，空心白汤下。

◆五福丹

此丹功力与延寿丹、中丹同，又能壮阳治阳痿，于肾虚之人功效更多。

雄黄、雌黄、硫黄、辰砂、阳起石各五两。

制法、合法、丸法皆如前，每服三四十丸，空心米饮下。

◆紫金丹

此丹补脾肾虚损，活血壮筋骨，治下元虚惫，子宫寒冷，月信不调，脐腹连腰疼痛，面黄肌瘦，泄泻精滑，一切虚损之证。

代赭石(烧红醋淬七次)，赤石脂(制法同)，禹余粮(制法同)各五两。

共研细末。入阳城罐，盐泥封固一寸浓，阴干，大火三炷香，冷定。再研极细，醋糊丸芡实大。每服十丸，热酒送下。

◆全真丹

此丹补脾肾虚损，和胃，健下元，进饮食，行湿气。治心腹刺痛，胸满气逆，胁下痛，心腹胀痛，小便频数，四肢厥冷，时发潮热，吐逆泄泻，暑月食冷物不消，气逆痞闷，男女小儿面目浮肿，小便赤涩淋沥，一切虚寒之证。高良姜(炒，四两)，干姜(炒，四两)，吴茱萸(炒，三两)，大附子(制)，陈皮、青皮(各一两)

上为末，醋糊丸梧子大。每服五十丸，小儿三十丸，米饮下。无病及壮实人不宜多服。

◆来复丹

此丹治饮食伤脾，心腹作痛，胸膈饱闷，四肢厥冷；又治伤寒阴证，女人血气刺痛，或攻心腹。或儿枕作痛及诸郁结之气，真良方也。

陈皮(去白)，青皮、大川附(制)，五灵脂(各六两)，硝石、硫黄(各三两)

上为末，蒸饼丸梧子大。每服五十丸，白汤下。

◆草神丹

此丹大补脾肾，治阴毒伤寒，阴疽痔漏，水肿鼓胀，中风半身不遂，脾泄暴注，久痢，黄黑疸，虚劳发热，咳嗽咯血，两胁连心痛，胸膈痞闷，胁中如流水声，童子骨蒸，小儿急慢惊风，痘疹变黑缩陷，气厥卒仆，双目内障，吞酸逆气，痞积血块，大小便不禁，奔豚疝气，附骨疽，两足少力，虚汗不止，男子遗精梦泄，沙石淋，溺血，妇人血崩血淋，暑月伤食，腹痛呕吐痰涎，一切疑难大病。此丹乃药中韩信也，取效最速，好生君子，广试验之，知不诬也。

川附子(制，五两)，吴茱萸(泡，二两)，肉桂(二两)，琥珀(五钱，用柏子煮过另研)，辰砂(五钱，另研)，麝香(二钱，另研)

先将前三味为细末，后入琥珀、辰砂、麝香三味，共研极匀。蒸饼丸梧子大。每服五十丸，米饮下，小儿十丸。

◆姜附丹

此丹补虚助阳消阴，治伤寒阴证，痈疽发背，心胸作痛，心腹痞闷，喉痹，颐项肿，汤水不下，及虚劳发热，咳嗽吐血，男妇骨蒸劳热，小儿急慢惊风，痘疹缩陷，黑泡水泡斑，脾劳面黄肌瘦，肾劳面白骨弱，两目昏翳内障，脾疟久痢，水泻米谷不化，又能解利两感伤寒，天行瘟疫，山岚瘴气及不时感冒等证。

生姜(切片，五两)，川附子(炮切片、童便浸，再加姜汁炒干，五两)

共为末。每服四钱，水一盏，煎七分和渣服。若治中风不语，半身不遂，去附子用川乌去黑皮，制法与附子同。

◆**霹雳汤**

治脾胃虚弱，因伤生冷成泄泻，米谷不化，或胀、或痛、或痞，胸胁连心痛，两胁作胀，单腹鼓胀，霍乱吐泻，中风半身不遂，脾疟黄胆，阴疽入蚀骨髓，痘疹黑陷，急慢惊风，气厥发昏，又能解利阴阳伤寒，诸般冷病寒气。

川附(泡去皮脐，五两)，桂心(去皮尽，二两)，当归(二两)，甘草(一两)

共为细末。每服五钱，水一大盏，生姜七片，煎至六分和渣通口服，小儿止一钱。

◆**救生汤**

治一切痈疽发背，三十六种疔，二十种肿毒。若初起憎寒壮热，一服即热退身凉，重者减半，轻者痊愈。女人乳痈、乳岩初起，姜葱发汗立愈。又治手足痰块红肿疼痛，一服即消。久年阴寒冷漏病，一切疮毒，服之神效。

芍药(酒炒)，当归(酒洗)，木香(忌火)，丁香(各五钱)，川附(炮，二两)

共为细末。每服五钱，加生姜十片，水二盏煎半，和渣服。随病上下，食前后服。

◆**钟乳粉**

治劳咳咯血，老人上气不得卧，或膈气腹胀，久咳不止，及喉风、喉肿，两目昏障，童男女骨蒸劳热，小儿惊风，胎前产后发昏不省人事，一切虚病，能先于脐下灸三百壮，后服此药，见效如神。盖虚劳乃肾气欲脱，不能上荣于肺，此药是润肺生水之剂，后因邪说盛行，以致此药隐闲。丹溪云：多服发渴淋。此言甚谬，余家大人服三十年，未尝有此疾，故敢附此。服此药须忌人参、白术二味。石钟乳一斤成粉制法见李时珍《本草》内，再入石鼎煮三炷香，研极细。每服三钱，煎粟米汤下。但此药难得真者，多以滴乳石乱之，真者浮水，性松，易成粉。

◆荜澄茄散

治脾胃虚满，寒气上攻于心，心腹刺痛，两胁作胀，头昏，四肢困倦，吐逆发热，泄泻饱闷等证。

荜澄茄、高良姜、肉桂、丁香、浓朴（姜汁炒），桔梗（去芦），陈皮、三棱（炮，醋炒），甘草（各一两五钱），香附（制，三两）

为细末。每服四钱，姜三片，水一盏，煎七分，和渣服。

◆半硫丸

治胃虚心腹胀满，呕吐痰涎，头目眩晕，困倦不食，或大便滑泄，水谷不化，小儿面目浮肿，小便赤淋。

半夏（姜矾牙皂煎水炒），倭硫、生姜（各五两）

同捣碎，水浸蒸饼糊丸，梧子大。每服五十丸，小儿二三十丸，白汤下。

◆渗湿汤

治脾胃虚寒，四肢困倦，骨节酸疼，头晕鼻塞，恶风，多虚汗，痰饮不清，胸满气促，心腹胀闷，两胁刺痛，霍乱吐泻。此药能暖脾胃，辟风寒，祛瘴疫，除风湿。

浓朴（二两），丁香、甘草、附子（各一两），砂仁、干姜、肉果（面裹煨透），高良姜（各八钱），锉碎

每用五钱加姜三片，枣三枚，水一盏煎七分，去渣空腹服。

◆生姜半夏汤

治风痰上攻，头旋眼花，痰壅作嗽，面目浮肿。

生姜、半夏（各三两）

共捣饼阴干为末。每服四钱，加姜五片，水煎温服。

◆附子半夏汤

治胃虚，冷痰上攻，头目眩晕，眼昏呕吐等证。

川附、生姜(各一两)，半夏、陈皮(去白，各二两)

共为末，每服七钱，加姜七片，水煎服。

◆平胃汤

治老人气喘咳嗽。

葶苈(炒，一两)，官桂(去粗皮，一两，另研)，马兜铃(去丝蒂，三两)

共为末。每用三钱，水一盏煎七分，于食后细细呷之。

◆太白丹

疗咳嗽，化痰涎。

枯矾(煨)，寒水石(煅)，元精石(煅，各四两)，半夏(制)，天虫(炒去丝)，天南星(制)，白附子(各二两)

上为末。面糊丸(面糊即蒸饼也)梧子大，每服三十丸，食后姜汤下。

◆鹿茸丸

温补下元，疏通血脉，明目轻身。

鹿茸(一具，去毛酥炙)，鹿角霜(二两)，川楝子(炒取净肉)，青皮、木香(各一两)

上为末。蒸饼丸梧子大，每服三十丸，空心盐汤下。

◆黄药子散

治缠喉风，颐颔肿及胸膈有痰，汤水不下者，用此吐之。

黄药子即斑根一两为细末，每服一钱，白汤下，吐出顽痰即愈。

◆八风汤

治中风半身不遂，言语謇塞，口眼歪斜。先灸脐下三百壮，后服此药永不再发。若不加灸，三年后仍发也。

当归、防己、人参、秦艽、官桂、防风、钗斛、芍药、黄芪、甘草、川芎、紫菀、石膏、白鲜皮、川乌、川羌活、川独活、黄芩、麻黄（去节），干姜、远志、各等分

锉为末。每服五钱，水酒各半，煎八分，食前服。

◆八风丹

治中风，半身不遂，手足顽麻，言语謇塞，口眼歪斜。服八风汤，再服此丹，永不再发。

大川乌（炮），荆芥穗（各四两），当归（二两），麝香（另研，五钱）

上为末。酒糊丸，梧子大，空心酒下，五十丸。中风者不可缺此。

◆换骨丹

治中风半身不遂，言语謇涩，失音中风者。先灸脐下三百壮，服金液丹一斤，再服此药。

当归、芍药、人参、铁脚威灵仙（各二两），南星（三两），乳香（去油，二两），没药（去油，二两），麻黄（去节，三斤，另煎汁和上药）

上各为末。先将前五味和匀，后入乳香、没药以麻黄膏和匀为丸，如弹子大。每以无灰酒下一丸，出汗，五日一服。仍常服延寿丹、金液丹。

◆三五七散

治贼风入耳，口眼歪斜之证。

人参、麻黄（去节），川芎、官桂、当归（以上各一两），川乌、甘草（各五钱）

上为末。每服二钱，茶下，日三次。

◆蜜犀丸

治半身不遂，口眼歪斜，语言不利，小儿惊风，发搐。

槐角（炒，四两），当归、川乌、元参（炒，各二两），麻黄、茯苓（乳拌），防风、薄荷、甘草（各一两），猪牙皂角（去皮弦子，炒，五钱），冰片（五分，另研）

先以前十味为末，后入冰片和匀，蜜丸樱桃大。每服一丸，小儿半丸，细嚼茶清下。

◆白龙丸

治风邪言语不遂等证，面如虫行，手足麻木，头旋眼晕及伤风、伤寒，头痛拘急，小儿急慢惊风，大人风搐失音，并皆治之。

天南星（四两，以生姜四两同捣成饼），川乌、甘草、藁本、甘松、白芷、桂心（各二两），海桐皮（一两），石膏（二两，研极细）

以前八味共为末，糯米糊丸弹子大，石膏为衣，茶清下，大人一丸，小儿半丸。若治伤寒，姜葱汤下，出汗。

◆华盖散

治伤寒头痛发热，拘急，感冒，鼻多清涕，声音不清。大能解利四时伤寒，瘟疫瘴气等证。

麻黄（四两，浸去沫），苍术（八两，米泔浸），陈皮、官桂、杏仁（去皮尖），甘草（各二两）

共为末。每服四钱，水盏半，煎八分，食前热服，取汗。

◆祛风散

治风寒头痛，遍身拘急，破伤风，洗头风，牙槽风，肩背痉直，口噤。

天南星（二两，泡），生姜（一两，同南星制），防风（二两），甘草（一两）

共为末。每服四钱，姜七片水煎服，取汗，无汗再服。

◆当归柴胡汤

治伤寒头痛，发热恶寒，肢节痛，吐逆。

柴胡（五钱），半夏（二钱，以生姜一钱同捣），当归（一钱），甘草（五分），加姜、枣，以水二盏煎至八分，热服取汗，微微即止。

◆大通散

治伤寒胃中有热，或服热药太多，发狂言，弃衣而走，登高而歌，或腹痛下血，但实热者用之，虚人大忌。

大黄（二钱），枳实（麸炒，二钱），甘草（一钱），水煎空心热服，不利再服，得利即止。

◆知母黄芩汤

治伤寒胃中有热，心觉懊侬，六脉洪数，或大便下血。

知母（二钱），黄芩（二钱），甘草（一钱），水煎热服。

◆当归芍药汤

治中暑下血，血痢腹痛。

当归，芍药（各二钱），水煎热服。

◆四顺散

治中暑冷热不调，大便下赤白脓。

川黄连（酒炒），当归、芍药（各二钱），御米壳（去隔膜，醋炒，二钱），加生姜七片水煎，食前热服。

◆知母散

解一切烦热，口干作渴饮水，若系实热，皆以此解之，不损元气。若困倦减食者，乃胃虚发热也，不可服凉药，当以温中为主。

知母（五钱，盐水炒，研末），姜（三片），水一盏煎六分温服。

◆术附汤

治六七月中湿，头疼，发热恶寒，自汗，遍身疼痛。

附子（炮，一两），白术（土炒，二两），甘草（炒，五钱）

共为末。每服五钱，姜七片，水煎热服。

◆截疟丹

治一切疟疾，但疟不宜截，宜补。

硫黄（一两），雌黄（色红出阴山，一两），砒霜（一钱）

为末，入罐内，盐泥封固，阴干，打火三香，冷定取出，醋糊丸梧子大。每服五丸，空心米饮下。凡用砒要将萝卜切去盖，下段挖空入砒，以盖盖好，纸包火煨透存性取出。今此丹系打火炼过，不必萝卜制。为丸时须研和极匀，若欠匀恐砒有多有少，多处，或致损伤人命。

◆良姜理中汤

治虚疟、久疟脾胃虚弱，若初起为冷物所伤，亦用此方。

高良姜、干姜（炒），草果（去壳炒，各二两）

为末。每服四钱水煎空腹服。

◆建中汤

治久发疟疾，脾胃虚弱，胸膈腹中饱闷，痞块两胁连心痛，四肢沉重，发热，泄泻，羸瘦等证。

附子（炮），白术（土炒，各二两），芍药（酒炒，四两），甘草（炒），干姜（炒），草果（去壳炒，各一两）

为末。每服五钱水煎热服。

◆二圣散

治脾胃虚寒，呕吐不食。

硫黄（五两），水银（五两）

共研末同炒，再研细。每服三钱米汤下，小儿一钱，姜汤亦可。炒成青砂头，亦治翻胃膈食，吐痰神效。

八仙丸

治脾胃久冷，大便泄泻，肠中疠痛，米谷不化，饮食不进等证。

附子（炮），高良姜、荜茇、砂仁、肉豆蔻（各一两），生姜（三两），浓朴（四两，姜汁制）

为末。醋糊丸梧子大，米饮下，五十丸。

◆浓肠丸

治脾虚伤食，大便下赤白脓，肠鸣腹痛泄下，米谷不化，小儿脾虚滑泄，脱肛，疳瘦等证。

川乌（炮），肉桂、硫黄（另研），赤石脂（煅，各一两），干姜（炒，二两）

为末。糯米糊丸，梧子大，每服五十丸，白汤下。

◆阿胶丸

治冷热不调，下痢赤白。

黄连、黄柏（盐水炒），当归（各一两），乌梅肉（炒，一两），芍药（二两），阿胶（蛤粉炒，一两）

为末。蒸饼丸梧子大，白汤下，五十丸。

◆桃花丸

治肠胃虚，下赤白脓，小儿脱肛，极效。

干姜（炒，二两），赤石脂（煅，二两）

为末。米糊丸，梧子大，米饮下五十丸。

◆如圣饼

治大肠冷热不调，下赤白痢，及大人小儿一切积滞。

密陀僧（五钱），诃子（大者八个，火煨去核），硫黄（三钱），轻粉（二钱），石燕（一对，洗净烧红，酒淬）

为末。面糊丸龙眼大，捏作饼。每用一饼，入灰中略煨热，茶清下。

◆珍珠散

治大人小儿霍乱吐泻。

硫黄、滑石（各二两）

共为细末。每服二钱，白汤下，不愈再服，小儿一钱。

◆少阳丹

能解利两感伤寒、瘟疫瘴气。

硝石、硫黄、五灵脂（醋炒），青皮、陈皮、麻黄（各二两）

为末。先以硝石炒成珠和诸末，米糊丸绿豆大，白汤下五十丸，再以热汤催汗。

◆中和汤

治伤寒、瘟疫，头目昏痛，发热，鼻流清涕，服此不致传染。

苍术（一斤，米泔浸），川乌（炮），浓朴（姜制），陈皮、甘草（各四两），草果（二两）

共为末。每用四钱，生姜七片，水煎和渣服。

◆还睛丹

治脾肾虚衰，精血不生，致双目成内障。

磁石（活者，火　醋淬七次），硫黄、雄黄、雌黄（各二两共为粗末，入罐，打三炷香，冷定取出，研细配后药。），钟乳粉、附子、台椒（炒出汗，各二两）

共为末，醋糊丸梧子大。每服二十丸，空心米饮下，日二服。半月觉热攻眼，勿惧，乃肾气潮眼，阳光复生也。时用两手搓热揉之，揉一番，光明一番，六十日后复明。药尽再服一料。

◆密蒙花散

治风热攻眼，昏睛多眵，隐涩羞明，或痒，或痛，渐生翳膜，或患头风在先，牵引两眼，渐觉细小，及暴赤肿痛。

密蒙花、木贼（去节），川羌活、甘菊花、白蒺藜（炒去刺），石决明（煅，再用盐水煎）

各等分为末。食后，茶清下三钱。

◆拨云散

治上焦壅热，眼目赤肿，疼痛或生翳障，先服洗肝散，后服此药。

荆芥穗、川芎、防风（各二两），枳壳（麸炒），蝉蜕（去翅足），薄荷、龙胆草、甘草（各五钱）

共为末。每服二钱，食后服。

◆洗肝散

治藏火太过，壅热攻目，或翳障疼痛。

大黄（二钱），黄芩（三钱），水煎食前服。

◆补肝丸

能补肝肾之气，服还睛丸后多服此药。

台椒（炒），仙灵脾（剪去边弦，蜜水炙），白蒺藜（炒去刺）

各等分为末，酒糊丸梧子大，空心米汤下，三十丸。

◆文蛤散

治目眩肿，大小成赤疮。

五倍子(一两研末,每服三钱,水一盏煎八分,先洗,后以箸头点之。)

◆一醉膏

治耳聋、麻黄(一斤,以水五升,熬一升,去渣熬膏。每服一钱七分,临卧热酒下,有汗即效。)

◆睡圣散

人难忍艾火灸痛,服此即昏睡,不知痛,亦不伤人。

山茄花(八月收),火麻花(八月收)

(按:八月中火麻花已过时,恐作七月为是。)

收此二花时,必须端庄闭口,齐手足采之。若二人去,或笑,或言语,服后亦即笑,即言语矣。采后共为末,每服三钱,小儿只一钱,茶酒任下。一服后即昏睡,可灸五十壮,醒后再服再灸。

(按:山茄子,今谓之风茄儿,其花亦谓之曼陀罗花,火麻即大麻。今圃地所植之黄麻乃是此种。《本草纲目》云:曼陀罗花,生北土,南人亦有栽者。春生夏长,独茎直上,高四五尺,生不旁引,绿茎碧叶,叶如茄叶。八月开白花,凡六瓣,状如牵牛花而大,攒花中折,骈叶外包,朝开夜合。结实圆而有丁拐,中有小子。八月采花,九月采实。花实气味俱辛温有毒,主治诸风及寒湿香港脚,惊痫脱肛等证。相传此花,笑采浸酒饮,令人笑,舞采浸酒饮,令人舞,予尝试之。饮须半酣,更令一人或笑或舞,引之乃验,又云七月采火麻子花,八月采山茄子花,阴干等分为末,热酒调服三钱。少顷,昏昏如醉,割疮、灸火不觉苦痛,盖古方也。今外科所用麻药即是此散,服之并无伤害。)

◆薄荷散

治心肺壅热,头目不清,咽喉不利,精神昏浊,小儿膈热。

真薄荷(二两),桔梗(三两),防风(二两),甘草(一两)

为末。每服四钱,灯芯煎汤下。

◆碧云汤

治风痰上攻，头目昏眩，咽喉疼痛，涎涕稠黏。

荆芥穗(二两)，牛蒡子(炒，一两)，真薄荷(一两)

为末。食后，茶下三钱。

◆丁香丸

治宿食不消，时发头疼，腹痛。

丁香、乌梅肉、青皮、肉桂、三棱(炮，各二两)，巴豆(去油，一两)

为末，米糊丸黍米大，白汤下七丸，小儿三丸。

◆润肠散

治老人虚气、中风、产后大便不通。

枳实(麸炒)，青皮、陈皮(各一两)

共为末。每服四钱，水一盏，煎七分，空腹服。

◆菟丝子丸

补肾气，壮阳道，助精神，轻腰脚。

菟丝子(一斤，淘净酒煮，捣成饼，焙干)，附子(制，四两)

共为末，酒糊丸梧子大，酒下五十丸，十日后强壮。

◆石膏丸

治肾厥头痛，及肾虚咳嗽，烦闷，遗尿。

石膏(一两)，硫黄(一两)，硝石(一两，合硫黄同研)，天南星(一两，用生姜一两同捣)

为末，面糊丸梧子大，食前米饮下五十丸，日二次。

◆宣风丸

治风湿香港脚，走注上攻，两足拘急疼痛，或遍身作痛。

黑丑（取头末，二两），青皮（一两），胡椒（二十一粒），全蝎（二十四枚，去头足）

共为末，蜜丸梧子大。食前，白汤下五十丸，或三十丸。

◆五膈散

治肺伤寒，误服凉药，冰消肺气，胸膈膨胀，呕吐酸水，口中如含冰雪，体倦减食，或成冷劳，胸中冷痰，服此皆效。

人参、黄芪（炙），白术、麦冬、官桂、附子（炮），干姜（炒），远志（去心），台椒、北细辛、百部（去芦），杏仁（各等分）

共为末。水煎服四钱。

◆撮气散

治凉药伤肺，饮食不下，胸膈饱闷，吞酸气逆，久嗽不止。

白术、干姜（各二两），黄芪（蜜水拌炒），附子、川椒、杏仁（各一两），甘草（五钱）

共为粗末，水煎服四钱。初服冷热相搏，觉烦闷欲吐，少顷撮定，肺气自然下降矣。

◆麦煎散

治幼年心络为暑所伤，每至暑时，即畏热困倦减食。

知母、乌梅肉、地骨皮、柴胡（各二钱），大麦（一撮），上锉片成一剂，水煎温服缓下。

◆剪红丸

治远年近月，肠澼下血。

吴茱萸（去梗，二两），荆芥穗（二两），川乌（一两）

上炒黄色，共为末，醋糊丸梧子大，每服五十丸，空心白汤下。

◆分气丸

治心腹痞闷疼痛，两胁气胀，痰涎上攻，咽嗌不利，能行气，化酒食。

黑丑（半生半熟取头末，四两），青皮（炒），陈皮（炒），干姜（炮），肉桂（各一两）

共为末，水法梧子大。每服三十丸，空心姜汤下。

◆镇心汤

治心气不足，为风邪鬼气所乘，狂言多悲，梦中惊跳。

人参、茯苓、石菖蒲（桑叶水拌炒），远志、木香、丁香（各一钱），甘草、干姜（各五钱），大枣（三枚），水煎空腹服。

◆远志丸

治心气不足，多悲，健忘，精神皆默，手颤脚搐，多睡。

远志、人参、石菖蒲、茯苓

为末，蜜丸梧子大。每服三十丸，酒枣汤任下。

◆定痛丸

治奔豚上攻，心腹腰背皆痛，或疝气连睾丸痛。

木香、马蔺草（醋炒），茴香、川楝子（炒，各一两）

共为末。每服四钱，滚酒下，连进二服，其痛即止。

◆阿胶散

治肺虚咳嗽咯血。

牙香（三两，炒），阿胶（一两，蛤粉炒成珠）

为末。每服三钱，姜汤下，日三次。

◆定风散

治破伤风及洗头、牙槽等风，牙关紧急，项背强直，角弓反张。若一二日者，服此可治，五七日者难治，须急灸脐下三百壮。

川乌（炮，二两），防风（二两），雄黄（一两）

共为末。每服四钱，水煎，和渣服，日三次，出汗愈。

◆安虫散

治虫攻心痛，吐清水。如蛲虫，发则腹胀，寸白虫则心痛，并治之。

干漆（炒至烟尽，五钱），鹤虱（炒净），雷丸（切炒，各一两）

共为末。每服二钱，小儿一钱，米汤下。

◆槟榔丸

治小便淋涩不通及血淋、石淋。

槟榔、芍药、苦楝子（炒），马蔺花（各一两）

共为末。每服四钱，酒煎热服。

◆换骨散

治癞风，面上黑肿，肌肉顽麻，手足疼痛，遍身生疮。先灸五脏俞穴，后服此药。

乌蛇（去头尾酒煮取肉），白花蛇（同上制法），石菖蒲、荆芥穗、蔓荆子、天麻（酒炒），胡首乌（小黑豆拌，蒸、晒），白杨树皮（炒，各二两），甘草（炒），地骨皮（酒炒），枳壳（麸炒），杜仲（盐水炒），当归（酒炒），川芎（酒炒），牛膝（盐水炒，各一两）

共为末。每服二钱，酒下。

◆胡麻散

治疠风浑身顽麻，或如针刺遍身疼痛，手足瘫痪。

紫背浮萍（七月半采，一斤），黑芝麻（炒，四两），薄荷（苏州者佳，二两），牛蒡子

(炒),甘草(炒,各一两)

共为末。每服三钱,茶酒任下,日三服。

◆消瘿散

治气瘿多服取效,血瘿不治。

全蝎(三十枚,去头足),猪羊靥(即膝眼骨,各三十枚,炙枯),枯矾(五钱)

共为末,蜜丸梧子大。每服五十丸,饴米糖拌吞或茶任下。

◆补宫丸

治女人子宫久冷,经事不调致小腹连腰痛,面黄肌瘦,四肢无力,减食发热,夜多盗汗,下赤白带,久服且能多子。

当归(酒炒),熟地(姜汁炒),肉苁蓉(酒洗去膜),菟丝子(制法见前),牛膝(酒洗,各二两),肉桂、沉香、荜茇(去蒂炒),吴茱萸(去梗),肉果(各一两),真血竭、艾叶(各五钱)

共为末,醋糊丸梧子大。每服五十丸,或酒,或白汤任下。

◆胶艾汤

治妇人冲任虚损,月水不调,子宫久冷,腰腹疼痛,赤白带下,或恶露不止。此药能通经络,活死血,生新血。

阿胶(蛤粉炒成珠),艾叶、当归、白芍、川芎、熟地(各二两),甘草、干姜(各五钱)

共为末。每服四钱,水煎和渣热服,戒怒气一月。

◆地血散

治妇人心血间有热,饮食不减,起居如常,但发烦热。

茜草、当归、白芍、乌梅、柴胡、知母(各一钱),每剂加姜三片,水煎温服。

◆大青膏

治小儿吐泻后成慢惊，脾虚发搐，或斑疹后发搐。

乌蛇（去头尾，酒浸炙），全蝎（十枚，去头足），蜈蚣（五条，去头足，炙），钟乳粉（要真者火研极细末，水飞净，五钱），青黛、丁香、木香、川附子（制，各五钱），白附子（面包煨熟，一两）

共为末，蜜丸龙眼大。每服一丸，滚水下，连进二服立瘥。甚者灸中脘五十壮。

◆碧霞散

治痰涎壅盛卒仆，或发惊搐，一切急症，服此吐痰。

猪牙皂角（炙去皮弦），铜青（另研），大黄（生用），金线重楼（即金线钓蛤蟆，制法见后，各五钱。）

上为末。每服一钱，小儿三五分，白汤灌下。牙关紧者，鼻中灌下，吐痰立愈。

◆万灵膏

治小儿痞瘦腹胀，水泻多消。

香附（一两），青皮、川黄连、肉桂、巴豆（去油），砂仁、肉果（各五钱）

上为末，醋糊丸黍米大。每用三五七丸温水下。

◆育婴丹

治小儿面黄肚大，青筋作泻及五痞诸积，健脾进食。

上好白蜡（一两二钱，入铫顿化，倾入碗内七次），朱砂（飞净，一钱，心痞用之），赤石脂（一钱，火，脾痞用之），青黛（一钱，肝痞用之），寒水石（一钱，用泥罐上下盖定火　，肺痞用之），牡蛎（一钱，火煅，肾痞用之）

先将白蜡研碎，后加各经引药，共研细末，分作十帖。每用鸡蛋一枚，开一小孔，去黄留清，入药一帖，搅匀，纸封口，或蒸，或用火煨，任意食之，酒饭无忌。

◆抑青饼

治小儿惊风，清膈化痰，降热火。

防风、薄荷、桔梗(炒，各一两)，甘草(炙)，青黛(净，各五钱)，冰片(四分)

共为末，蜜丸芡实大，或捏作饼姜汤下。

◆朱砂丸

治小儿膈热消痰。

半夏(制)，辰砂(各五钱)，杏仁(三十粒，去皮)

共为末，蒸饼丸梧子大。每服十丸，或五七丸，食后薄荷汤下。

◆醒脾丸

治久疟不瘥。

川乌(五两，姜汁浸去黑皮，切片)，大蒜(三两，煨去皮)

共为末，醋糊丸梧子大。每服二十丸，米饮下，小儿量减。

◆夺命丹

中风左瘫右痪半身不遂，口眼歪斜，言语謇涩。

川乌(酒煮)，苍术(米泔浸，各四两)

共为末，酒糊丸梧子大，空腹服十五丸，忌见风，暖盖出汗。

◆脱衣散

治汗斑及紫白癜风。

附子、硫黄(各五钱)

共为末，姜汁调，以茄蒂蘸擦三四次痊愈。

◆百花散

治腿肚血风疮，小儿蝼蛄疖，或耳底出脓，瘰痔漏。

川乌五两捣为末。凡一切疮毒，以麻油调涂，湿者干糁，耳中出水吹入，牛马六畜疮皆可治。人家合酱入此末五钱，不生虫蛆。

◆附：金线重楼治证

金线重楼俗名金线钓蛤蟆，采得去外黑粗皮，用石头打碎，勿见铁器。晒干为末，小罐收贮。凡一切要吐痰涎之证，用代瓜蒂最妙。

一治风痰结胸，用一钱，阴阳水和服，吐去痰即愈。一治伤食成疟疾者，用一钱，临发，空腹水和服，一吐即愈。一治禁口痢疾，凉水和服一钱，吐痰即愈。

◆服金液丹各证引药

虚劳白汤下，或姜汤下。

骨蒸潮热地骨皮汤或炒胡黄连五分煎汤，或丹皮汤下。

吐血茅根汤或藕节汤下。

消渴乌梅汤或石膏汤下。

肺胀真苏子汤下。

中满陈皮汤或木香汤或芥菜汤下。

水肿车前子汤或木通汤下。

休息痢白者，用臭椿根皮汤下，红者用鸡冠花汤下。

脾泄车前子炒焦煎汤下。

注下木通汤下。

大便闭芒硝煎汤下。

小便闭木通汤下。

尿血山栀木通汤下，或灯芯竹叶汤下。

霍乱藿香汤下。

吐泻生姜灯芯汤下。

尸厥姜汤下。

气厥真苏子汤下。

阴证附子汤下。

阴毒黄芪汤或附子汤下。

目中内障木贼菊花汤下。

心下作痞，枳实桔梗汤下。

心胃痛延胡索汤或酒下。

胃寒米谷不化，干姜麦芽汤下，两胁急痛青皮汤下。

肚腹痛甘草白芍汤下。

脐腹痛麦芽汤下。

小腹痛小茴香汤下。

膀胱疝气小茴桔核汤下。

女人子宫虚冷姜汤下。

赤带地榆汤下。

白带樗白皮汤或白果炒煎酒下。

小儿急惊风金银花汤下。

慢惊风人参汤下。

一切疑难之证俱用姜汤下。

（昔人称金液丹有起死回生之功，真是救危神剂，然亦有戒人服饵者。如苏颂之《本草图经》，寇宗之《本草衍义》，一言其为效虽捷，为患亦速；一言其人但知用之为福，而不知为祸。盖亦有所鉴而云，世人于此疑而不敢服者多矣。然余常见二人，年少时，皆荒耽于色，至五十外皆患虚损，服参附渺若不知，有劝饵硫黄者，二人皆服皆有效。一人不能节欲，阅五六年竟以气脱而殒；一人能止欲，至八十余始卒，此目所亲击者也。夫药以治疾，有是疾必得是药而后愈。许叔微所谓“形有寒邪，虽婴孩亦可服金液；藏有热毒，虽羸老亦可服大黄。”至哉！通变之说，理不妄也。但中病则已，久服或致偏胜之患。凡药皆如是，岂特金液丹哉！其或服之终身，反致寿考，此其禀受特异余人，非可概论。若夫元气未衰，阴精先耗，此药实非所宜。更或渔色之徒，朝餐夕饵，不以此为治疾之良剂，而以此为逞欲之单方，自戕其生，而不之惧，卒乃归咎于金液丹之不可饵。然则鉴人之伤食而并议稻麻菽麦之不宜餐，鉴人之伤饮而并疑酒浆茗汁不可啜，岂理也哉？因忆书册中所载服硫黄而受益者采摘数条附录于后以示来者。）（《夷坚志》云：唐与正知医，遇人有奇疾，多以意治之。从舅吴巡检病不得前溲，卧则微通，立则涓滴不下，医人遍用通利小肠诸药，穷技巧勿验。其侄孙来问吴：常日服何药？曰：常服黑锡丹。问：何人结砂？曰：自为之。唐洒然悟曰：此繇结砂时，铅不死，硫黄飞去，铅砂入积膀胱，膀胱卧则偏重，故犹可溲，立则正塞水道，以故不能通。乃取金液丹三百粒分为十服，煎瞿麦汤下之，膀胱所积之铅得硫黄皆化成灰，自水道下，犹累累如细砂，病遂愈。)(《类编》云：仁和县一吏早衰，病瘠齿落，从货药道人得一方：碾生硫黄为细末，入猪脏中，水煮脏烂，入蒸饼丸如梧子大，随意服之。两月后饮啖倍常，步履轻捷，年逾九十，略无老态，执役如初。因从邑宰入村，醉食牛血，遂洞下数十行，所泄如金水，顿觉悴，少日而死。李巨源得其事于临安入宫医官管范，尝与王枢使言之，王曰：尝闻猪肪脂能制硫黄，兹用猪脏尤为得理。枢使亦合服之，久亦见效。)(《本草通元》云：壬子秋余应试，北雍有孝廉张抱赤，久荒于色，腹满如斗，以参汤吞金匮丸，小便差利，满亦差减。阅旬日而满腹如故，肢体厥逆，仍投前药，竟无裨也。举家哀乱，唯治终事。抱赤泣告曰：若可救我，当终身父事之。余曰：能饵金液丹数十粒，虽不敢谓万全，或有生理。抱赤连服百粒，小便遄行，满消食进，更以补中、八味并用，遂获痊安。故夫药中肯綮，如鼓应桴。世之病是证而不得援者众矣。有如抱赤之倾信者几人哉！且硫非治满之剂，特以元阳将绝，参附无功，藉其纯阳之精，令阴寒之滞，见冰消尔。)

◆神治诸般风气灵膏

红砒一斤入罐化汁，用金头蜈蚣、全蝎末投砒内，以砒不起烟为度。又以砒用槐角子一斗煮三昼夜，水干为度，上以土筑实，封固，火锅通红，死砒脆白化成汁。用砒一两，配前金液硫一两，共研为末，摊于膏药贴患处。

◆汗斑神效方

黑芝麻一撮碱汁半杯(按字书无“碱”字系俗人所造，正写当做“碱”字。)将芝麻研细入碱汁，煎数沸，搽之即愈。

跋

《扁鹊心书》三卷及《神方》一卷，宋绍兴中开州巡检窦材所集录，已尝镂板行世，而岁久湮没，人间少有见者。古月老人得之，诧为奇书秘册，宝藏不啻在琅函玉笈中。老人精医理，于古今方论，剖析疑似，指斥讹谬，皆合轩岐正义。遇危急之疾，他人缩手告难，老人治之往往奏效。年五十外又得此书，嗣后治人痼疾，益多奇验。没后，其子道周继其业，尝手其书示余，曰：思欲重刊，以传于世。而家贫乏力，迟之十余年，竟不克刊，道周亦没，历今又十余年。见其孙纪云语及是书，因出其祖手录副本见示，上有参论百余条，拾遗补缺，可谓窦氏功臣。第字句不无讹错，边方亦有蠹蚀。问前者所见原本，则归横塘一藏书家。余深以不得再见为歉，又恐此本久亦湮没不存。爰加校勘，即以参论诸条附注其下，以付剞劂。一以恩故人昔日见示斯编之意；一以使奇方要诀，流传世上，后人用之得以起沉而保天年，为益甚无穷也。回思数十年前与古月老人父子相晤语，宛然畴昔事，岁月如驰，两人墓木已拱，不获亲见是书重刊，为可叹也。老人名珏字念庵，因姓胡氏，故自号古月老人。

乾隆乙酉二月丁丑朔紫阳山民王琦书

窦氏材生于宋之中叶，而书中有河间丹溪遗讹后世之语，又钟乳粉方下，訾丹溪“多服发渴淋”之说为谬，又言制法见时珍《本草》，何缘举元明人之书而及之，其为后人增益无疑，兼知是编非窦氏原本矣。仲景《伤寒论》，古今奉为不刊之典，窦氏顾有指摘其未当者数条，盖由胶执其词，未尝融贯以参领其活泼之用，致意见有差池耳。再后人自当分别观之，能鉴其是，更能正其非，判然不惑，斯为善读古书者。人禀阴阳二气。以成此身，身之内皆二气所充周也。互以相生，因以相济，而无过与不及之相陵，是以内外和平而无疾病。有疾病者反是。治之者，扶阳保阴，各视其攸宜，损之，益之，以期于至当而无偏焉。是书重在扶阳，或者疑其不免偏见，然余尝观天地间日月盈亏，寒暄递运，雨时若，草木盛衰，而信阳常有余，阴常不足，乃造化自然之枢机。若夫阳常有余，而芸生不厌其有余；阴常不足，而芸生不苦其不足。以此悟扶阳之理视保阴为尤要者，亦本造化当然之轨。则窦氏之书以灼艾为第一，饵丹药为第二，用附子为第三，传此三法以为保命真诀，洵千古不磨之法。何庸排訾其非哉。其议论张王以下六子也，非务为好辩以矫异也。序中已明言，学六子之书，以调治小疾百发而百中。特以数十种大病，垂危之证，非其书中所载诸方可能救疗，而别有救疗之方而言也。唯是药与人有宜不宜之殊，方与证有对不对之异，于古书能善读者，又贵能善用。苟仅能见其外之形似，而未能察其内之神机。惘惘然，执纸上陈言而尝试之，一有不当，人且乘其间而议是书扶阳之法为误而不可遵循矣。嗟，嗟！扶阳正理，何误之有，因用者之不当，而并咎昔人立言之误，吾恐斯人之学亦误于保阴之说，夭枉天下苍生更多而曾不自觉也，可胜叹哉！

雕版未竣，或有阻余者曰：陶节庵录成《家秘》的本，戒其子勿以示人，恐浅陋者妄肆诋。子珍是编，什袭而藏之，择其人示焉可矣，胡事镌梨刻枣，以昭示于世，不虑浅学之徒是非锋起，或加涂抹，而为是书疮与？余曰：人心各异，所见不同，于是书而非之，或涂抹之，如吾子所言固有矣。然岂无重之珍之，更欲重刊之，如古月老人父子者乎！昔华佗能剖割积聚，湔洗肠胃，其方书焚毁不传，后人以为恨，然使其书尚存，恐谓其诞妄不经者必多，孰敢有信而用者。今窦氏之书宁独异于华氏之书耶？余幸其得存于今也。亟重刊之，化一帙为千百帙，冀其长留天地间，而不至澌灭无传。后人得之，或有信而用者，此之起死扶衰，通闭解结，而反之于平。则是书实博施济众之良书，其为有功于苍赤岂少哉！彼执偏滞之见，平居则啧有烦言，于扶阳之理，肆为排击；临险证则袖手彷徨，莫之能救。其学之优劣可一览而知，其言之是非，曾何足为重轻乎！

扁鹊仅存治病良方

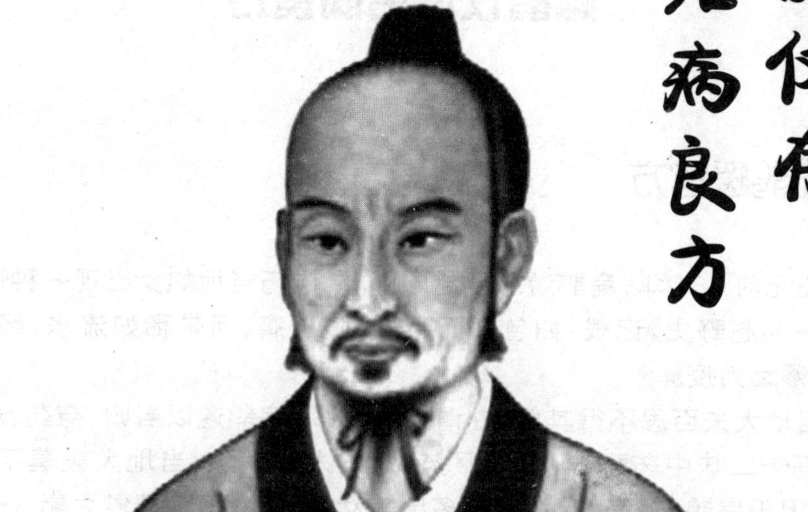

扁鹊仅存治病良方

扁鹊暖宫方

公元前361年，扁鹊游历至赵国邯郸。碰巧当地妇女出现一种怪病，《春秋·燕赵野史》记载：妇色白而睑浮，腹下痛，而带稀如流水，经暗小块，被谬之为疫。

当地大夫百思不得其解，遂请扁鹊会诊。扁鹊遂以当归、芍药、川芎、人参等十二味中药配方，仅三服药，众妇人皆病除，当地大夫莫不叹神奇，求因于扁鹊。原来，自古燕赵多出美女，而美女多为王侯之妻，一人富贵，全家享福。久之，赵国的女人逐渐养成争强好胜的习惯，总喜欢攀美，时时好妒，好生气，动气必伤肝，故多有气滞血瘀之症。再加上当时赵人着衣多好单薄，以示美感。时值冬季，长期的气滞血淤加上寒气入侵身体，故形成此怪病。当时扁鹊命名此怪病为带下寒症，而当时用于治该病的方子，称为温带汤。后世命名为扁鹊温带汤。

扁鹊巧用乌梅汤止头痛

相传，在战国时期，名医扁鹊去外诊病，途中遇一员外倒在大树边，声称头痛不止，直蹿头顶，鼻子冰冷入骨，多方求医无效。

扁鹊经过望、闻、问、切后得知员外患病在子丑之交，又见员外年事已高，血气衰竭，又常腹泻，伤阴损阳，阴阳失调即是病根。头顶为阴阳交汇之处，督脉所主；眉心眉头一线，是任脉所过，病发子丑之交，头痛剧烈。

扁鹊认为，员外之病为“寒厥头痛”，症见痛时脑冷，畏寒、面容惨淡兼忧郁，色青晦，伴呕吐清涎，四肢不温，脉象沉弦紧，是肝经寒气所致头痛病。病因确定后，扁鹊便开药方以乌梅、蜀椒、黄连、桂枝、附子、细辛、当归、人参为伍。派人将员外送回，嘱照方配药，煎浓汁服之，一天一剂。数日之后，扁鹊重访员外，病已痊愈，员外设宴款待，并重金酬谢，扁鹊却悄然而去。

扁鹊巧用乌梅汤取其乌梅有酸涩作用，黄连坚强燥湿止泻，附子、细辛、桂枝温中散寒，人参固其肺气，当归和血补肝，生姜为引止呕散寒，蜀椒驱寒理气，全方合为一个温中祛寒、平厥、寒去热泻的经典良方。数千年来，乌梅汤在治疗寒厥(蛔厥)等疾病中，屡试屡效，得心应手，成为治疗寒厥诸症的法宝。

去痘饮

【药物组成】

黑豆 150 克、绿豆 150 克、红小豆 150 克、甘草 60 克。

【用法用量】

将三豆洗净入锅，加水大火煮沸，加入甘草，煮软成糊，即可饮用。

【制作窍门】

煮前先将三豆浸泡 30 分钟左右，可缩短煮熟时间。

【方解】

绿豆性寒，甜，无毒，入心，胃，含有丰富的蛋白质，主要是球蛋白。绿豆磷脂成分，有磷脂酰胆碱，磷脂酰乙醇胺，磷脂酰肌醇，磷脂酰甘油，磷脂酰氨酸，磷脂酸等，能够降低胆固醇，降血脂，抗过敏，抗病毒，抗菌作用等等。

赤小豆自然，甜，酸，进入心脏，小肠经，含蛋白质，微量元素丰富，而且还含有尼克酸，与肿胀解毒，利尿除湿等。上述 3 种豆成厚厚的饮料，可以增强机体免疫功能，提高抗病能力。黑豆性味甘，平，无毒。有血液循环，水的好处，祛风，热解毒，滋补保健补血乌发的功能。本草纲目说：“黑豆可以防洪，消费通胀，风下气系统热解毒的血液。”

甘草脾气虚，热解毒，祛痰止咳，紧迫性，止痛，调和各种毒品。对于脾胃虚弱，倦怠和疲劳，心悸，呼吸，咳嗽，痰多气短，脘腹，四肢双急性疼痛，痈肿羌塘，以减轻药物毒性，烈性。

不仅治疗粉刺，而且还增加身体的抵抗力，没有粉刺可以吃煮熟食物，黑豆和红豆水的好处，可以减肥！

扁鹊治病故事

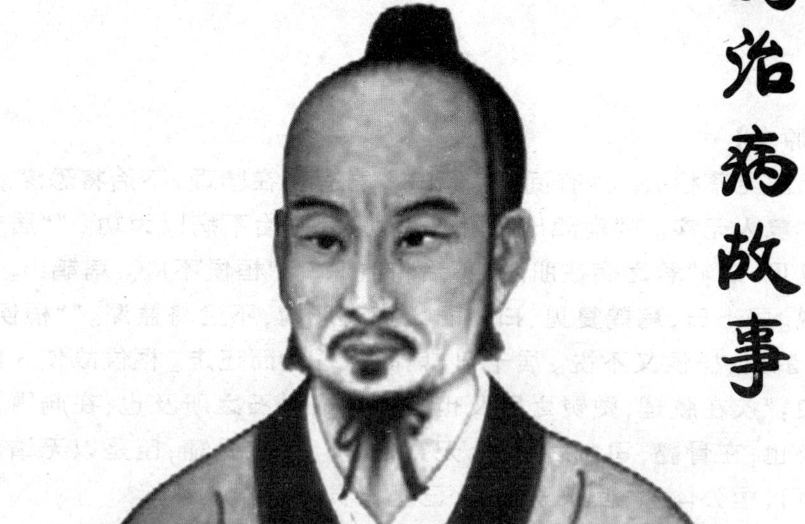

扁鹊见蔡桓公

【原文】

扁鹊见蔡桓公。立有间。扁鹊曰:“君有疾在腠理,不治将恐深。”“桓侯曰:“寡人无疾。”“扁鹊出,桓侯曰:“医之好治不病以为功。”“居十日,扁鹊复见,曰:“君之病在肌肤,不治将益深。”“桓侯不应。扁鹊出。桓侯又不悦。居十日,扁鹊复见,曰:“君之病在肠胃,不治将益深。”“桓侯又不应。扁鹊出,桓侯又不悦。居十日,扁鹊望桓侯而还走。桓侯故使人问之。扁鹊曰:“疾在腠理,汤熨之所及也;在肌肤,针石之所及也;在肠胃,火齐之所及也;在骨髓,司命之所属,无奈何也!今在骨髓,臣是以无请也。”“居五日,桓公体痛;使人索扁鹊,已逃秦矣。桓侯遂死。

【译文】

扁鹊拜见蔡桓公,站了一会儿,对桓公说:“我看你有病,在皮肤的表层,如果不医治的话,恐怕会向体内发展。”

桓公不以为然地说:“我没有病。”

扁鹊退出去后,桓公说:“医生就喜欢给没有病的人治病,以便邀功请赏,并以此证明自己的医术高明。”

过了十天,扁鹊又来拜见,对桓公说:“您的病已发展到皮和肉之间了,如果不治疗就会加深。”

桓公没有答理他。扁鹊退了出去,桓公心里很不高兴。

过了十天扁鹊再次来拜见, 对桓公说:“你的病已经发展到肠胃里了,如果不医治的话,还会加深。”

桓公还是不理他。扁鹊退出后,桓公更加不高兴。

又过了十天,扁鹊老远看见桓公,掉头就跑。桓公很奇怪,便派人去问原因。

扁鹊说:“病在皮肤的表层,用热水敷烫就能够治好;病在皮肤和肉之间，用扎针的方法就可以治好；即使发展到肠胃里，服几剂汤药也还能治好；病一旦深入到骨髓里，那就只好由阎王爷来做主了，医生是无能为力的。现在君王的病已经深入骨髓，所以我不能再去请求为他治病了。”五天以后，桓公浑身疼痛，派人去找扁鹊，扁鹊已经逃到秦国去了。桓公就这样病死了。

寓意：有病要赶快医治，如果掉以轻心，违疾忌医，小病就会拖成大病，再治就来不及了。

扁鹊医术的故事

春秋时期，自从扁鹊见桓公望而知病的故事传开以后，他的医名也就响遍了列国。有一天，魏文王询问扁鹊说："你们家兄弟三个都从医，都精于医道，但是到底谁的医术最好呢？"

扁鹊回答说："长兄最好，中兄次之，只有我是兄弟三个中最差的一个。"

文王惊讶地问："那为什么你却是你家三兄弟中最出名的一个？"

扁鹊回答说："我的长兄治病，是治疗在病情未发作之前，由于一般的人都不知道他能够观疾病于未起之先，及时将疾病的本因清除，默默地积累玄德于无形之间。所以他的医术是别人无法知晓的，他的名气也就无法传播开来，只有我们家里的人知道他的这些本领。

而我的中兄的医术和治疗，是最擅长于治疗患者的病情初起之时，及时将疾病清除于未祸之先。一般的人都以为他只能治疗一些轻微的小毛病。所以他的名气只是在本乡小范围内传播。

但是，我治疗的疾病病例，大多是治疗于患者病情严重之时。一般的人都看到我在病人经脉上扎针或放血，在皮肤上敷药或者动手术，操作过程能够眼见目睹。所以大家都以为我的医术非常高明，名气也就传遍了全国。

船夫抚案叹曰：中华传统中医学的博大精深，道医学医技的泾渭之判，跃然纸上矣。杏林从医者和读此文者，当会有所悟乎？

扁鹊的传说

扁鹊，原名秦越人，少时聪颖，勤奋而嗜好医学。偶然的机会，他结识了当时著名的民间医生长桑君，学习医术，为民看病治病，留下了不少神奇的传说。

扁鹊自从结识了长桑君，夜以继日，废寝忘食，认真把医学先师的经验和方法加以系统概括与分析，不断提高自己的医术修养和诊断能力，在疾病的诊断上有了长进。

一天，长桑君外出行医，扁鹊一个人在家。他正在伏案翻阅医书，门外突然传来"唉哟唉哟"的呻吟声。扁鹊一怔，赶忙迎出门去。只见门外有两个小伙子搀扶着一位老太太正向屋里走来。老太太紧皱眉头，大汗淋漓，两手捂着胸口。小伙子一见扁鹊，十分急切地说："先生，俺老母腹疼难忍，食水不进，求先生给她调治调治吧。"扁鹊走过去，把老太太搀坐于待诊的木椅上，他看看日头(太阳)估计老师暂时不会回来，犹豫了片刻，让老太太把手伸过来，耐心地诊着脉说："老人家的病属于脾胃不适，胃脘疼痛。这样吧，待我开一个药方，回去后，立刻给老人家煎好饮下，我想她的病会慢慢好的。"

两个小伙子脸上露出一丝感激的笑容："那老母的病可就托附这位先生了。"

扁鹊一面叫其中一个小伙子搀扶着老太太回家暂时卧床休息，一面瞧墨开方，铺纸包药，然后叫小伙子立刻赶回家去给老太太用水煎服。

小伙子提着药风风火火地往家赶，走到村口的时候，碰上一班伙计在伐树。伙计们平时打闹惯了，这会儿见小伙子提着个鼓囊囊的包儿走来，以为里面肯定包着什么好吃的，伙计们一窝蜂地把小伙子紧紧地围住，非让他解开纸包儿看个究竟不可。小伙子急忙解释说："别开玩笑了，里面包的全都是些草药，没啥好看的。"伙计们嘻嘻笑着说："呵呵，你小子净耍滑头骗人，平白无故的抓得什么药，快把包儿打开给我们看看吧。"

小伙子越是解释，伙计们越是不信。有个小伙计乘他不提防，一个饿虎扑食，药包没有抢到手，草药却全都抓破撒在厚厚的锯末上。大伙一下子愣住了，一个个直挠后脑勺。小伙子嗔怪道："我说里面是药呢，你们愣是不信，这回总该相信了吧。"他一面说，一面从锯末中把药捧入兜子里。

却说小伙子走后不久，长桑君行医回来了，扁鹊忙着说道："老师，您老人家方才不在，学生贸然诊了例病症，学生现在请罪了。"

说着，扁鹊抱拳请罪。

长桑君拂髯笑道："啊，快别这样，救死扶伤乃人之常情，学生如此，实在是难能可贵，为师只有高兴才是。越人，快把患者的病情讲给我听听。"

扁鹊马上把病人的症状、脉象和自己的诊断结果一五一十地告诉长桑君。

长桑君问："药方呢？"

扁鹊取来药方，说："老师请看。"

长桑君把药方从头至尾看了一遍，不觉皱起眉头，说："越人，你药方里的十几味草药倒是对症，不过，这里边漏掉了一味。"

"哪一味？"扁鹊惊诧地问道。

"檀香？"

"对，此药有理气化瘀之功效，如你方才所述，病人实属气淤脾胃，肝气不舒，气不理而淤犹结。你方中虽用了镇痛化淤之药，但没有檀香作为首药，病人是难以治愈的。"

扁鹊听后，心中非常后悔，他急得搓手说道："老师，这可怎么办呢？"

长桑君抬头看了一眼扁鹊："你说呢？"

"好，我这就把药送去。"

说罢，扁鹊披了衣服，带了包好的檀香和其他几味辅助药物，他刚想出门，门外走进两个人来，扁鹊定睛一看，哎呀！这不正是刚才搀老太太来看病的二位吗？扁鹊明白了，二人一定是为母亲服药未愈而专程再来拿药的，他心中感到很是不安。可是，看到两个小伙子面带微笑，一副笑脸露出感恩不尽的样子，扁鹊有些惊奇地问道："老太太眼下病情如何？"

两位小伙子拱手笑道："多亏先生诊治，我母的病回去饮药即愈，身体康复如初，我们是来谢恩的。"

"这个……"扁鹊把狐疑的目光投向老师。

长桑君上前笑道:“二位小弟请坐,你们刚才说什么来着?”

两个小伙子兴奋地答道:“是这位先生把俺老母的病治好了。”

“那,请问里边你们是否又添加了什么别的药呢?”

两个小伙子疑惑不解地看着长桑君说:“没有,绝对没有。”

“那,请问你们抓走的那副药是否中途打开过?”

“这个……”

愣怔了片刻,其中一位小伙子把自己取药回家,在路口遇到伐树伙计撕破药包的事情告诉了长桑君。

长桑君开口问道:“那是棵什么树?”

“檀香树。”

扁鹊听后一震,恍然大悟。他用敬佩的目光望着老师,不觉伸出大拇指。

长桑君笑笑:“这就对了,世上竟有如此蹊跷之事,看来你老母福分不小哇。”他冲着那两个小伙子开着玩笑说:“你母亲的病还多亏了那几个闹着玩的嘎伙计,不然,烦你们再跑一趟不说,老太太可要受病魔熬煎至今的。”

扁鹊惭愧地涨红了脸,把头垂了下去。

长桑君对两个小伙子叮嘱说:“回去后还要注意老人的起居进食,切忌进食过硬、过烫、过量。此外,千万不可惹老太太生气,气郁而病生,老人受罪,晚辈受累,会贻误大事的。”这正是:开了个不该开的玩笑却使得扁鹊声名大振,扁鹊开始行医,并非那么顺利,相传当时有“治一亡一,治十亡十”之说。这虽是讹传,可也多少渗透出一个问题,那即是:做事如此,行医亦如此,没有丰富的实践经验是行不通的。

后来,扁鹊通过自己的潜心努力,加上名医长桑君的耐心指点,终于在医术上有了更大长进,闯出一点名声。

但是,当印象占据了人们的头脑,往往就轻易改变不掉。当时,不少人依然对扁鹊的医术抱有怀疑态度。

一日中午,扁鹊行医回家,听说有一乡亲正在盖房,为人热诚厚道的扁鹊换了衣裳,取了草帽前去帮忙。这时,站在脚手架上的一位年轻人远远看到扁鹊朝这里走来,对脚手架上的人说:“等越人来到跟前,我就跳下去装死,到底看看他的医术是真是假。”众人不约而同地点点头。

说话间,扁鹊已来到近前,他刚要向众人打招呼,只见脚手架上直冲冲跌下一个人来，跌下来的人在地上打了几个滚，便躺在那里一动不动了。

扁鹊连忙走过去，众人也呼啦一下子围了上来。扁鹊一看年轻人的脸色，低声说道："唉！人已经死了。"话刚说完，众人哈哈大笑起来。

扁鹊疑惑不解地说："这位小弟一定是才吃过午饭，食物充满了肠胃，从这么高的脚手架上跌下来，肠胃已经摔爆了。"

人们仍然大笑不止，有位上了年纪的老汉半信半疑地将年轻人翻了过来，这才发现年轻人果然摔死了。当人们把这件事的原委告诉扁鹊的时候，扁鹊长叹连声："呜呼！可悲！可悲！真乃平地生风，小弟怎好开这样的玩笑呢？"

从此，扁鹊声名大振，为人佩服。

战国时期，河南境内经常闹灾荒，瘟疫流行，民不聊生，扁鹊终年奔波于河南城镇乡间行医治病。

这一年，扁鹊家中体弱年迈的母亲积劳成疾，竟然一病多日，卧床不起，不思饮食，日渐消瘦。哥哥请了多少医生看过，总也不见好转，眼瞅着老母一天不如一天，扁鹊的哥哥心急火燎，十分苦闷。

这天，他忽然想起弟弟扁鹊，人们都说他医术高超，赞他有起死回生之术，何不去找他一趟呢？好在前些时候扁鹊让同乡捎来过一些银两，知道他在雒阳(今河南洛阳)一带。主意拿定，哥哥好不容易说服母亲，便择了一个吉日，背着母亲上路了。

母子俩跋山涉水，风餐露宿，历尽艰辛来到雒阳。不想，扁鹊看罢母亲的病后，摇了摇头，叹了口气，把哥哥叫到一边，偷偷地说："哥哥，母亲的病已经无法医治了，少则十日，多则百天，她老人家定会阳尽寿终的。你们远道而来，歇息两天就回去吧，免得把母亲的尸体葬于异地他乡……"

哥哥听后，十分伤心，默默地点点头。三天后，便背着母亲又踏上归途。

这一天，母子二人来到一处前不着村，后不着店的荒洼野地里。母亲忽然觉得嗓子冒烟，口渴难忍，病情更显危急，可巧随身所带的水又早已喝干，哥哥只好把母亲放在路旁的一棵大树下，自己提了水罐到四下里找水。谁知，跑东跑西地找了老半天，却连个水珠也没见着。正当他有气无力地往回走的时候，忽然发现路边不远的坟地里有一块水瓢一样的人头骨，骨瓢里因下雨积存的水迎着阳光闪闪发光。扁鹊的哥哥如获至宝，高兴极了，跑上前去一看，却禁不住倒吸了一口凉气。原来，这骨瓢里面有两条小蛇，刚脱过皮的小白蛇正在嬉水，那水混浊不清，水面上漂着一块块蛇皮，很远便闻见一股腥臭味，别说是喝，就是闻一闻，看一看，都让人恶心。

这一来，哥哥可真上了大愁：怎么办？老母重病垂危，这个关口上倘若能喝口水便能再多活几个时辰，没有水，说不定今天就要渴死在这荒郊野地里，这不是人为的罪过吗？想到这里，他再也顾不了许多，蹲下身子用手轻轻地把两条小白蛇挑了出去，然后小心翼翼地将水倒入罐子里，提了回去。来到那棵大树下，母亲已经奄奄一息。他轻轻唤醒母亲，把水递了过去。

母亲无力地撩起眼皮，一见儿子端水过来，便没命地抱起水罐，一饮而尽。说来也怪，扁鹊的母亲刚刚把水喝下肚去，浑身就觉得轻松了许多，又过了不多时，竟扶着树干站了起来。她高兴极了，笑着说："儿啊！这点水可救了娘的命，娘现在觉着好多了，来，你先扶着我试试，我想自己走。"哥哥见母亲一反常态，竟能站起来自己行走，心里甭提多么高兴。于是，搀着母亲又继续往前走。

几天以后，母子俩来到一个村头上，赶巧听见一家的母鸡刚刚下完蛋，"咕嘎、咕嘎"地叫个不停。母亲自言自语道："哎，多少天没吃过鸡蛋了，娘咽气之前也不知还能不能吃上个鸡蛋呢？"儿子听罢，觉得心里很不是滋味，他知道，母亲在家时，隔三差五地总爱喝两个鸡蛋的，可现在流落他乡，到哪里去找呢？万般无奈，他还是鼓了鼓勇气，决定硬着头皮讨讨试试。于是，他搀着母亲叩响了这一家的院门。

开门的是位年过半百的老大娘，老大娘手里正捧着热乎乎的鸡蛋，这鸡蛋看去个儿好大，简直如鸭蛋一般。扁鹊的哥哥深施一礼打过招呼，说自己年迈病危的母亲想吃一个鸡蛋，求大娘开恩施舍。大娘犹豫一下，刚要开口，屋里一个姑娘隔着窗户搭了腔："娘啊，你就给了他吧，怪可怜的，解人之危也是咱的本分嘛！再说，不就是一个鸡蛋吗，它就是个凤凰蛋，也不如救命要紧哪！""对、对，我闺女说得极是。这位先生，不瞒你说，我家这只黑母鸡，平日里下蛋都特别小，今天这个蛋却大得出奇，该是你娘的福气呐！"说完，老大娘乐呵呵地把鸡蛋递给了他，母子俩谢了大娘，高高兴兴地捧着鸡蛋出了村。

来到村边的一个道口处，母子俩忙把鸡蛋打开，倒进碗里。嘿！难怪鸡蛋这么大，原来竟是个双黄蛋。母亲把鸡蛋喝了，不多时，脸面竟由苍白变得红润起来。接着，浑身也像长了不少劲，竟然不用儿子搀扶也能够自己行走了。

母子俩甭提多高兴了，俩人有说有笑地又继续赶路。可是，不大工夫，忽然间，狂风四起，头顶上飘来一块乌云，紧接着，一个炸雷响过，刹那间倾盆大雨下了起来，母子二人躲闪不及，浑身淋了个透湿。

说来真是无巧不成书，这一天怪事都赶在一块了。这阵暴雨来得急，停得快，风雨刚过，太阳就出来了，好一个雨过天晴。母子俩刚刚淋过暴雨，现在让暖烘烘的太阳一晒，别提有多么舒服，多么惬意。尤其是母亲神智清爽，胳膊腿也越发显得有劲多了，说神一点，简直超过了没有生病以前。

从那以后又过了几天，母子俩回到了郑州老家。扁鹊的哥哥安顿好母亲，便只身一人返回雒阳，去找扁鹊算账。

一见到扁鹊，哥哥的气就不打一处来："扁鹊呀扁鹊，你好没良心！母亲生你一场，不容易呀！可是你，万万不该见死不救哇。"扁鹊听罢，以为母亲已死，哥哥过度悲伤，对于他过激的言辞也不作计较，长叹一口气，说："哥哥休且动怒，你对母亲的一片孝心，小弟十分敬佩。可是，家母患的是一种不治之症，绝非小弟见死不救，是我实在是无能为力呀！"接着，扁鹊上前拉住哥哥的手，情深意长地劝说道："既然如今母亲已入土为安，为兄就该心路放宽一些，千万莫要过分悲伤，有道是人死如灯灭嘛！……"

"住口！"扁鹊的哥哥听到这里，再也抑制不住内心的火气。

"亏你行医多年，算得上什么'神医'？母亲的病哪里是什么'不治之症'，分明是你居心叵测，怕受拖累。实话对你讲了吧，母亲的病回去后不治自愈，如今早已康复如初了。"

扁鹊一听，半信半疑，估计可能半路上又遇到了医界高人而得救，于是改口解释说："其实，咱娘的病也并非不治之症，只是小弟的能力远不能及，这都怪我当时没有解释清楚。可是，退一步说，即便小弟当时开了药方，也是枉然——这些药，别说你我，就是活神仙也不好取全啊！"

"怎么个不好取全，莫非还要上天入地不成？"

"那倒不必。可是这剂药方，既要天赐，又要人为，相互作用，缺一不可，钱倒是花不了多少，只是……”

“哎呀！你不要啰里啰嗦啦，我倒要看看你想开得到底是个什么药方？”

“那好吧！”扁鹊无可奈何地摇了摇头，伸手拿起案上的毛笔，开了下面一个药方：

人骨天降雨露水，二龙脱衣洗澡汤。

黑鸡新生双黄蛋，淋过暴雨晒太阳。

药方开罢，递给哥哥，哥哥接过来一看，正好与回家路上所遇的情形一一吻合，禁不住拍案称妙。直到这个时候，他才知道是错怪了弟弟。

扁鹊治病，除了药物治疗外，精神疗法、运动疗法，也是扁鹊行医治病的独到之处。

一日，有个财主找到扁鹊，言称自己患了重病，心中烦闷，不思睡眠，多日来，身体日渐消瘦，茶水难进，投了好几位先生也未能奏效。扁鹊看看眼前这位财主，果然面黄肌瘦，一副病歪歪的样子，他给财主诊了诊脉，说：“你的病只有一种办法能医，但不知你自己是否愿治。”

财主听后大喜：“啊！快请神医说出用什么办法，本人当然愿治。”

扁鹊道：“到市上买块一尺见方之石，每日不停地从你家院里的东墙根搬到西墙根，再从西墙根搬到东墙根，不消两个月，你的病定见好转。”财主听罢，皱起眉头。活了这么大岁数，只听说世间名医有药到病除之术，还从没听说过搬石头治病的道理。他想起扁鹊曾有“六不治”之说，怀疑扁鹊是不是有意戏弄自己，但转念想到扁鹊是有名的神医，只好照着他的办法去做了。

从此，人们经常看到这位财主搬着石头在院里转来转去，累得气喘吁吁，汗流满面。财主一心想治好自己的病，忘记了收租，忘记了催税，什么事都不思，任何事都不管，两个月过后，财主精神旺盛，身体也逐渐恢复了。他找到扁鹊问：“怎么搬搬石头就能够治好我的病呢？”

扁鹊笑了笑说：“你得的这种病叫做心劳过度（神经衰弱），你每天费尽心机，一心一意想怎么样发大财、发横财，一不锻炼，二不劳作，时间一久，势必心亏身虚，心悸不眠。我让你搬石头，是要把你的脑力与体力适当的调解一下，体力运动乃生命之根本，还是希望你日后不要再为怎么样发横财苦思冥想啦。”

还有一次，扁鹊正在药房里查看药方，从门外走进一位三十来岁的中年人，一见扁鹊，立刻撩衣跪倒。扁鹊一面走过去扶起中年人，一面急切地问道："是不是家中有人病了？"

那中年人涨红了脸，从怀里摸出一纸递与扁鹊，扁鹊抖开一看，原来是几行笔弱清丽的诗句。

扁鹊轻轻吟道：

随君五载感慨多，当年恩爱无须说，
自从夫君中酒邪，奴家时常受折磨。
泪眼忧心家园破，车行至此再无辙。
可怜爱女谁来管，奴死之后目难合。

扁鹊吟罢这首诗，抬头望了望眼前这位中年人，中年人流着眼泪把家中的事情告诉了扁鹊。

原来，这首诗是中年人的妻子写的。他们结婚五年，开始倒也恩恩爱爱，如胶似漆，生活过得甜蜜，妻子生得如花似玉，而且婚后不久又喜得一女，更惹他的喜欢。可是后来，中年人不知道怎么就嗜起酒来，见酒如命，饮毕撒疯，屋里的陈设毁净了，整个家当也兑成银两饮了酒，贤惠的妻子还时不时挨上一顿骂。妻子虽屡次劝说，他却权当耳旁风。时间久了，妻子渐渐忧虑成疾，又过了些日子，竟大病卧床，奄奄一息。

这一天，妻子把他叫到床前，双手颤抖着从床下取出一纸递给他。中年人接过来看了一遍，猛然彻悟了，他心如刀绞，抱着妻子痛哭一场，哭着哭着就想起了风传起死回生的神医扁鹊，于是匆匆来到了这里。

扁鹊听完中年人的述说，微微笑道："这位大哥，饮酒倒非是件坏事，不过千万不可过量，饮酒过量，会中毒伤身。借酒衅事，打骂妻子，这可是你的不是了。"

扁鹊几句话，直把中年人说得面红耳赤，无地自容。

"先生说得对，这都怪我不好，只要先生能救娇妻一命，我立志重新做人。"

说着"扑通"跪在地上，堂堂男子汉，竟掉下伤心的泪来。

扁鹊见中年人真得动了情，思忖片刻，便过去把他扶了起来，说："大哥不必如此，叫你一说，大嫂的病眼下还能治愈，不过必须如此这般，这般如此……"

中年听了，连连点头。

于是，扁鹊伏案写了下面几句诗：

妖妻随我五六年，情投意合心相连。
全怪为夫不作脸，美满家园俱拆散。
噩梦已醒回头晚，偷生必将成笑谈。
若死何不一块死，阴曹地府再团圆。

扁鹊写完，让中年人誊写一遍，给他的妻子拿去。中年人走时，扁鹊又再三叮嘱一番，让他务必照计行事。

简短截说，中年人回家之后，便把那几句诗交给了妻子。

妻子看完诗，又看了看泪眼模糊的丈夫，惨淡的目光里露出失望的神情，然后，两眼直呆呆地望着他。

中年人苦苦笑了笑，说："既然你已到如此地步，咱也就顾不了许多了，可这孩子，说啥也不能让她寄人篱下。干脆，把孩子摔死，咱们一起同归于尽了此一生吧。"

言罢，中年人抢过孩子就往地下摔，妻子大叫一声，蓦地从床上爬起。一时间，她只觉得胸口一阵发热，"哇"地喷出一口污血来。

孩子吓得"哇哇"直哭，中年人也担心地上前扶住妻子。正在这时，扁鹊从门外款步走了进来，他一见地上的污血，连声说："中！中！"扁鹊告诉中年人："你妻子乃长期积郁心中，因此酿成重疾，方才一举，谓之以急救急，她的病不久就会好的。"

说完，扁鹊又开了几副药，并嘱咐中年人要好好照料妻子，切切不可再让她生气。中年人应允连声，并当着扁鹊的面向妻子赔礼认错，保证今后不再喝酒，重新做人。

妻子深情地望着丈夫，眼里掉下两行苦涩的泪水。

果然，补药煎服之后，妇人渐觉精神旺盛了许多，又过了一段时间，便离了病榻，病体复原了。

从此，中年人也戒了酒，夫妻二人恩爱如初，又用勤劳的双手重新建起了一个幸福美满的家园。

一次，扁鹊行医途中路过一个村庄，这时从村里传出阵阵哭声，扁鹊从旁人的嘴里了解到死者乃是一位结婚将近一年的媳妇。他刚要继续赶路,却听哭声愈来愈近,有几个中年人抬着棺材冲他走过来。扁鹊循声一望,不禁大吃一惊,几个中年人抬的是口薄薄的棺材,他看到有几滴污血正从棺材里悄悄往外流淌。扁鹊走上前去看一看血迹,连忙叫人们放下棺材,并阻止后面的妇人不要哭了。

众人打量着眼前这位郎中,心中好生诧异。扁鹊开口说道:"有道是人死方可人棺,你们这里怎么时兴大埋活人呢?"大家惊奇地望着扁鹊,接着便哧哧笑了起来,他们怀疑眼前这位郎中十有八九是个疯子。

人们刚要抬起棺材继续往前走,扁鹊急切地说:"众位赶快放下,倘若我没有说错的话,棺材里躺的乃是一个孕妇,这孕妇由于分娩难产而出现长时间昏迷,她这叫'假死'(休克)。"

众人听这位郎中说得有板有眼,条条是道,于是放下棺材,依着扁鹊的吩咐,半信半疑地打开棺盖。扁鹊掏出针包,在小媳妇人中上按摩了一会,然后在中脘穴扎下一针,只见小媳妇身子动了动,眼睛慢慢睁开了。扁鹊又料理了一会,妇人竟然坐了起来。人们赶忙把小媳妇扶出棺材,时间不长,一个男婴"呱呱"堕地了。

一针救了两条性命,众人齐声称赞。妇人的丈夫说啥也要把扁鹊请回家中畅饮一番,还拿出些银两要酬谢扁鹊,扁鹊笑道:"见死相救乃行医人的本分,罢了罢了,我还要继续赶路呢。"

又有一次,扁鹊外出行医,走到半路,天渐渐黑下来,他准备投宿一家客店,扁鹊刚要敲门进去,可巧一个妇人端着一盆污水走出门来,一不小心,"哗"地泼了扁鹊一身。

妇人见客人被泼得浑身精湿,非常尴尬,不好意思地抱歉说:"这位先生,是奴家有眼无珠,实在对不起,快请先生进店换件干净衣服吧。"

扁鹊笑笑,说声"没什么",就随着妇人一同走进客店。

客店的主人正在屋里喝茶,见扁鹊进屋,连忙起身让座。

扁鹊一见店主,低低叫了一声:"不好,你家主人不出今夜便有丧生之危。"

妇人一听,好不气恼:"你这野郎中,我不是就溅你身上几滴污水吗,也不该这样诅咒我们呀。"她用手一指门外:"还是请你另投他店吧。"扁鹊又做了些解释,仍未奏效,眼瞅着店主要大动肝火,他只好转身走出客店,住在与这对门的一家小店里。

扁鹊躺下后一直没合眼,悄悄听着对门客店的动静。午夜时分,对门客店果然骚动起来。扁鹊连忙过去，只见店主躺在炕上，一面打滚，一面不住地呻吟。

那妇人一见扁鹊气得浑身打哆嗦。扁鹊解释说："大嫂先莫生气，你丈夫患得乃是绞肠痧，昨天我到这里，就看到他脸上的气色有些不对了。"

妇人仍半信半疑，但疑惑中却带着几分希冀。扁鹊镇静地说："不要紧，待我给你的丈夫治疗一番也就无事了。"

扁鹊开始为店主按摩、针刺。时间慢慢过去，店主的腹中渐渐止住了疼痛。夫妻二人对扁鹊感恩不尽，总觉得对不住这位好心郎中，说什么也叫他留下姓名，无奈，扁鹊只好告诉了他们。当店主听说扁鹊救了他一条性命的时候，激动地简直说不出话来："神……神医，药王……药王啊！"

扁鹊毕生几乎都倾注于医学研究与诊治之上，他采用望、闻、问、切四种方法（即望其色，听其声，问其病，切其脉）诊断疾病，治愈了不少罕见的疑难病症，"四诊法"两千多年来一直为我国的医生所沿用，成为中医的传统诊断法。后来，秦太医令李醯嫉妒扁鹊的才能，派人在汤阴县东伏道坡（今河南省汤阴县伏道公社伏道村）将扁鹊刺死。郑州的百姓闻听，义愤填膺，去人将扁鹊的尸体抬了回来，葬于郑州城北五里处。后来，人们为了纪念他，元人达鲁花赤野仙乞实迷儿在此建起一座药王庙。明朝万历年间，相传魏忠贤徒步进京当了宦官，当时患病沉眠于扁鹊庙后坟冢之上，睡梦中看到扁鹊为他医病。魏忠贤醒后，果然病体康复。为报答药王恩典，魏忠贤呈请皇帝重修了一座气势雄伟的药王庙。药王庙黄瓦红墙，彩像迴廊，重檐飞峭，金碧辉煌。药王庙内，扁鹊居中，两侧配殿是十大名医的塑像。当时，药王庙天下闻名，久盛不衰，每年的四月十五日，各地百姓纷纷来到庙前许愿降香。相传，药王庙后有个扁鹊疙瘩，只要许完愿，降罢香，便可在药王庙疙瘩里刨出一些褐色药丸来，药丸吞下，百病皆除。这虽然是庙里和尚欺骗百姓的一种方法，但人们对药王扁鹊的敬仰程度，由此却也窥见一斑。

因后来香火太盛，药王庙曾几度被焚，到民国时期，庙体已不是那么整齐了。相传山东大军阀韩复榘的老母得了重病，头疼难忍，山东所有的大夫都徒唤奈何，不能治愈。一日，韩复榘老母偶做一梦，梦中见得一位提着画眉笼子的老郎中飘然来到她的眼前，老郎中二话没说，放出了画眉，画眉在屋里飞了两圈，一下子叮在她的太阳穴上，一会儿，那画眉便衔出一条虫来，韩复榘的老母醒后，果然头脑清爽，恢复了健康。韩复榘听母亲忆起梦境，越说越与药王庙中的扁鹊形态一样。于是大兴土木，重新彩画修复了药王庙，并改药王庙为“扁鹊祠”。

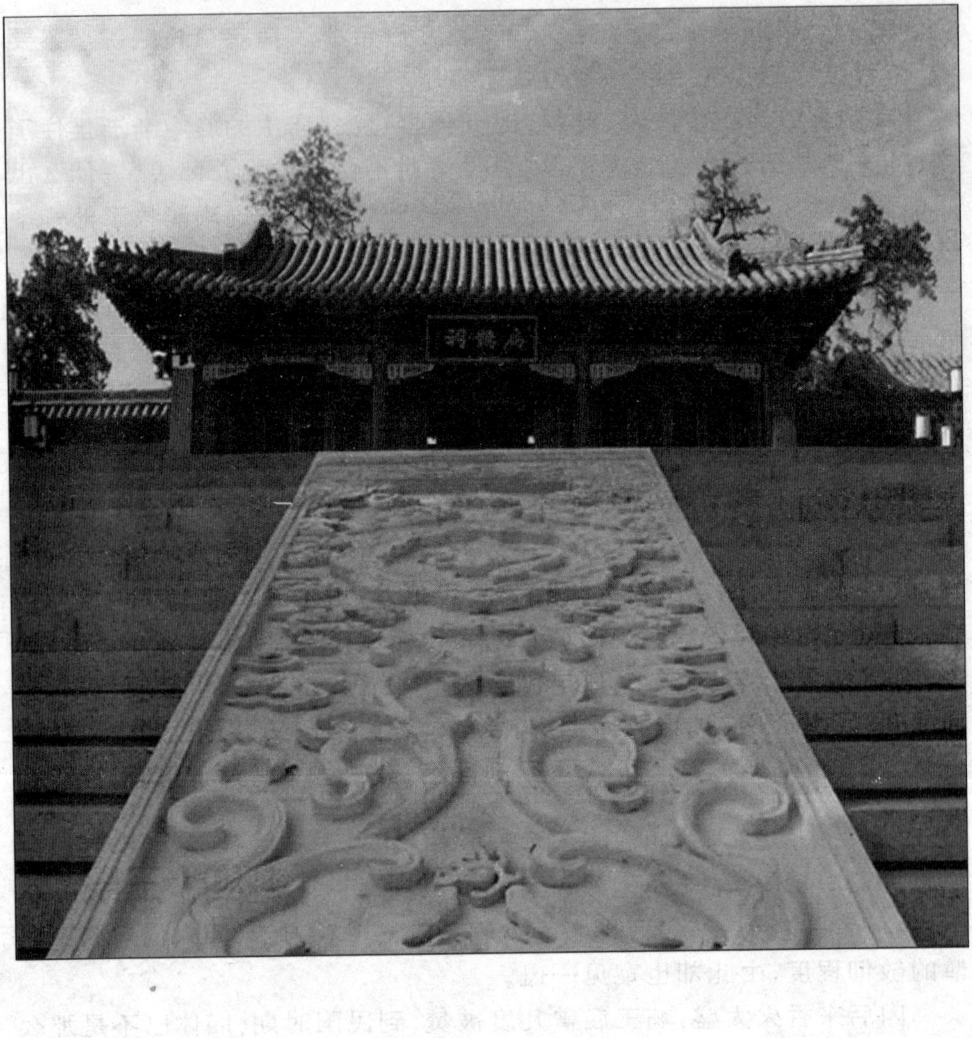

扁鹊与中医诊脉四法

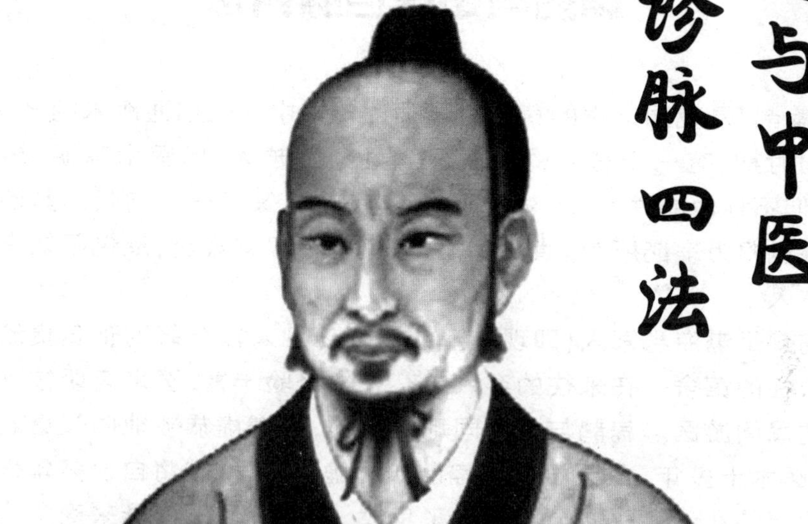

扁鹊与中医诊脉四法

“扁鹊”是我国远古的黄帝时代神话传说中一位精通医术的名医。到了战国时期，有一个著名的民间医生姓秦名越人，因医术高明，热心行医，人们不称他的姓名，而尊敬地称他为扁鹊。又把一些前代的其他名医的事迹也归为扁鹊所为。直到后来，人们往往只知扁鹊，反倒不知秦越人是何许人了。

扁鹊是渤海郡郑人（即现在河北省任丘县人）。年轻时他负责给人看管客人住的馆舍。在来往的客人中有一位经验丰富、医术高明被称做长桑君的民间游医。扁鹊与众不同地接待他，并谦虚恭敬地向长桑君学习医道、医术十多年。长桑君看到扁鹊如此虚心好学，就将自己多年来积累的行医经验和许多秘方全部传给了扁鹊，特别是通过摸脉来确定病人的疾病在何处。从此扁鹊的医术得到很大提高，后来终于成为一代名医。

扁鹊在行医过程中十分注意积累经验。他在晋国行医时，大臣赵简子已不省人事五天，他的下属官员焦急万分，找扁鹊来看病。扁鹊看完病人后，对官员们说：“病人气色不好，脉理紊乱，看上去就好像死去了一样，这没有什么奇怪的。当年秦穆公也曾这样，但七天之后便苏醒过来。像病人现在这种情况，不出三天，也一定会醒来。”果然，赵简子两天半就醒过来了。

一次，扁鹊路过虢国（今山西省平陆县），恰好遇到虢国为太子操办丧事。扁鹊向了解太子死因的官员询问太子的病情，并问太子是何时死的，是否已入殓。官员回答说：“太子是在鸡鸣时死亡的，死亡未过半日，所以还没入殓。”听完官员讲述太子的病况，扁鹊说：“太子不幸地死去，我还能让他活过来。”太医官们则认为扁鹊这是无稽之谈，凭什么能让太子死而复生呢？除非天上的神医下凡来。

扁鹊仰天长叹道：“你们看病开药方，是以管窥天（意思是说只看到局部，而没有看到整体）。我从阴阳的关系上来分析（用现在的话说，即从辨证的观点来看），可以确诊太子只是昏厥（即现在所谓的休克），抓紧时间抢救，一定能够使太子起死回生。如果不相信我所说的，你们可以进宫，用耳朵细细地在太子的鼻子处听，太子一定还有断断续续的细微呼吸。太子的两条腿到大腿跟处还是温的，太子并没有真的死去，只是暂时的昏厥而已！”

官员们向虢国国君报告，虢国国君高兴地将扁鹊迎进宫中，对扁鹊说：“您的到来是我国的幸运，因为有了您的到来，能使我的儿子重新活过来，要是没有您，我的儿子只能去深山大沟了（意思是说：只有死亡，并被埋葬）。”扁鹊精细地分析了脉理后，让他的弟子将针磨锋利，先在太子头部和胸部的一些穴位扎针；之后，又在手部、脚部有关穴位上扎了几针；太子居然真的苏醒过来。又服了二十几天汤药，经扁鹊的精心调理，太子就完全恢复了健康。

人们经过这件事情之后，都说扁鹊的医术能让病人起死回生。扁鹊对此只是笑笑说道：“我哪里有让病人死而复生的本事呢？只是生病的人，自己还没有到病入膏肓，不可救药的程度。我只是利用我所掌握的医术，帮助病人尽快恢复健康。”

还有一次，扁鹊行医来到齐国（即现在的山东省境内）。齐桓侯很礼貌地在宫廷中接见了这位当时的名医。接见时，扁鹊对齐桓侯说：“您有病在体表，如果不及时医治，您的病将深入机体。”齐桓侯对他的臣子们说：“这个医生真好名利，他想以治疗没有疾病的我来显示自己的医术高明。”

过了五天，扁鹊又一次见齐桓侯，对齐桓侯说：“您的病现在已经发展到血脉之中了，若不及时治疗，病情将进一步加深。”齐桓侯很不高兴地说：“我什么病也没有。”

又过了几天，扁鹊第三次见到齐桓侯时，说：“您的病现在已经发展到肠胃之间了。再不及时治疗，病情还会进一步加深的！”齐桓侯听了扁鹊的话，一脸阴沉，很不高兴地看着扁鹊。

再过了几天，扁鹊第四次去见齐桓侯，当他看到齐桓侯后，扭身便走。齐桓侯感到很奇怪，急忙派人去追问扁鹊，为何一言不发。扁鹊说：“病在皮肤表面的时候，只要用热水洗洗泡泡，用热布敷敷就可以了；当疾病发展到血脉之中时，用针灸来治疗，就可以治愈；当疾病发展到内脏时，服用一些汤药和酒醪（即今天的浊酒），还来得及治疗；而现在，齐桓侯的疾病，已经深达骨髓，我已无能为力了。”

不几天，齐桓侯真的病倒了。急忙差人去找扁鹊，扁鹊早已离开了齐国。就这样，齐桓侯带着遗憾离开了人世。

通过以上三个小故事，我们可以想想：在两千多年前既没有什么化验的工具和方法，也没有现代的诊断仪器的条件下，扁鹊是怎样把病人的病情判断得如此准确呢？人的生老病死这是每个民族都要面临的实际问题。我国古代的劳动人民在同疾病的长期斗争过程中，渐渐地摸索并形成了一些诊断疾病的方法。而扁鹊正是通过自己的勤奋好学，在多年的行医过程中，不断积累经验，不断总结，才归纳出了望诊、闻诊、问诊、切诊这四种中医诊病的方法。这也是今天中医辨证施治的重要内容。

望诊主要是指观察病人的表观现象。比如：神色、形态、舌苔、大小便和其他排泄物等。

闻诊主要是指用耳朵听病人的语言、呼吸、呻吟、喘息、咳嗽等声音的高低、强弱；以及用鼻子闻病人的口气，痰涕和大小便的气味等。

问诊主要是指询问病人的以往病史，发病经过，现在的病情，生活习惯以及服药治疗后的反应等。

切诊则包括脉诊和触诊两方面。主要是指为病人号脉、把脉象，并触摸病人的皮肤、胸部、腹部、胁肋等处，感知有无异常情况。

在行医过程中，“四诊”必须综合运用，互相参证，才能全面了解病情，作出准确的诊断。这“四诊”方法从扁鹊开始直到现今，两千多年一直都在使用。仔细想想，它也确是有其科学道理的。我们现在都知道，世界上没有任何一件事是孤立存在的，它总是或多或少地和周围的其他事物联系着。如果人的内脏出现了病变，在体表的部分组织器官上也就会有所反映。例如现代医学已经证实，胆汁中含有消化分解脂肪的物质，如果一位肝脏出现病变的人，胆汁分泌不足，那么他一定不愿多食油腻的食品。再比如一个人长期因为工作紧张和睡眠不足，就不会有满面红光的情景，若再加上营养不良，则定会出现脸色发青发黄的现象。据史书上记载，扁鹊也正是通过对病人的“四诊”，即从望、闻、问、切入手，对病人所表现出来的各种病症有较全面的了解，再经过综合分析研究，才对病人的病症作出判断。并根据病情采用针刺，热敷，服药，动手术等多种方法治疗。两千多年前的扁鹊只靠“四诊”就能准确地判断病人的病情，真是很了不起的。以至于后人形容一个医生有高明的医术时则称他为“扁鹊再世”。

扁鹊的医术名闻天下。他到处游历，长期在民间行医。一次，他来到邯郸地区的赵国，这里妇女患病人数较多，扁鹊就主治妇科。又一次，他来到洛阳地区的周国，这里民俗多尊重老人，而老人多是耳目不灵的病症，扁鹊就主治五官科。在咸阳地区的秦国比较重视小孩，他又主治小儿科。扁鹊的医术全面而精湛。他结合不同地区的特点，医治不同类型的病患。在百姓当中，无论男女老少找他看病，他都会热情，认真，负责地为他们医治，老百姓也非常信任他，热爱他。

在扁鹊生活的那个年代，有许多实际问题人们都无法给予科学的解释，所以不少人就相信有鬼神，并且认为生病就是鬼神在作怪。当时有一类以迷信为职业的人，被称为“巫师”。巫师自称能够通过一些方法让鬼神附体，或是其本人可以和鬼神通话，其实这是统治阶级用来统治人民、愚弄人民的一种手段。巫师中有自称能给人看病的巫医，因此不少人在生病后常请巫医来治病。其实，巫医治病一不问病情，二不把脉，只是装神弄鬼、疯疯癫癫、唱唱跳跳、画符念咒。他们把一些根本不治病，甚至现在看来还有害的东西给病人吃，并说这些符水、泥土之类的东西是神仙赐予的灵丹妙药。许多无知的百姓就这样白白地死在巫医的手中。扁鹊根据自己多年积累的医学知识看到巫医这样害人，非常气愤。他劝导人们要相信医生而不要相信巫医。可是春秋战国时代，巫师都是统治阶段豢养的，他们的势力很大，有时甚至能随便就把人处死。像扁鹊这样勇于反对巫医，坚持唯物主义，坚持实事求是的科学精神和斗争精神确是难能可贵的。

也正是因为扁鹊的医术高明，又那样敢于反对巫医，所以巫医都把他看成是眼中钉，肉中刺。一次，扁鹊行医来到秦国（即现在的陕西省一带），国君秦武王早就听人说扁鹊的医术如何高明，于是就请他来看病，扁鹊看完病后开了药方，可秦武王却不敢马上吃药。对扁鹊不满的巫医对国君说：“扁鹊会有什么真本事，请大王不要轻信他呀！”秦武王更加犹豫不决。扁鹊很是生气。说道：“大王既然听信巫医的言论，又何必找我来看病呢？”他将手中的砭石（古时切开皮肤排脓或放血的手术用工具）一扔，拂袖而去。

扁鹊热心并认真地为百姓治病，名声越来越高，越来越好。秦国的太医令（管理国家医疗卫生的长官）李醯自知医术不如扁鹊，嫉妒憎恨之心竟然驱使他派人在扁鹊离开秦国回老家的路上把扁鹊刺杀了。

对于扁鹊的去世，人们感到十分惋惜，老百姓怀念他，敬仰他，尊称他为“医学祖师”。

在学习前人的医学理论和经验的基础上，依据看病中积累的经验，发展了经脉的许多内容，其中尤以发挥脉法最有成就，为后世所称颂。今天中医把脉的理论和方法，就是由扁鹊奠定的。扁鹊通过把脉，就好像能把病人作了透视一般，可确切知道是哪个脏器有病。

扁鹊一生总共收了九个弟子，正是这九个弟子将扁鹊的高明医术流传下来。到了汉代，有人把扁鹊的医疗经验和理论加以收集整理，又加上后人学习的心得体会，写成一本书名叫《难经》。

扁鹊传记

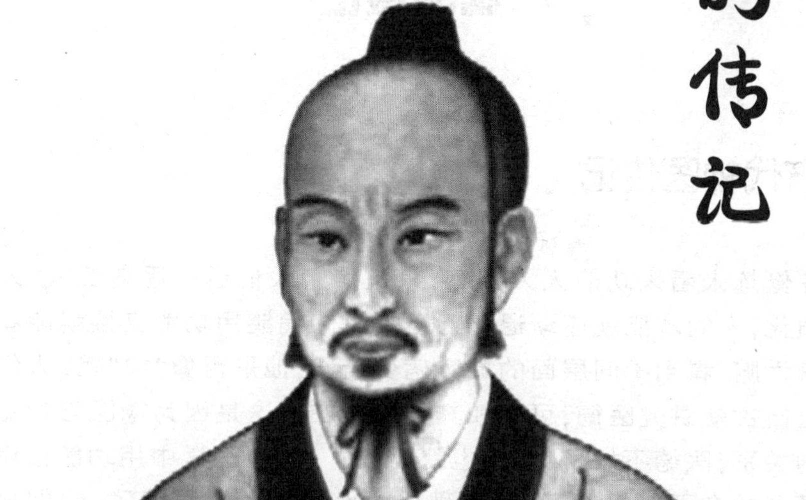

扁鹊传记

古代神医传记

在修炼人看来功能人人都有，只是随着人们道德逐渐衰败，人越来越物质化，人的本能就逐渐退化乃至消失。扁鹊用功能直接就能看到人的五脏六腑，看到不同层面的真实病变情况，他是否像“神”呢？人们都知道中医自古就讲究医德，可不知其原因所在。这是因为德医与功能有着直接的关系，医德不好了，功能也就不灵了。古老医学中用功能诊病这部分最精华的东西被抛弃了，所以现代中医也就不讲医德了，他们只是继承一些经验和药方，传承的是表皮而失去的却是精华，当然也就没有扁鹊那样的“神医”了。

据《史记》记载：扁鹊是齐国渤海郡郑地人，原名秦越人。他年轻时在别人家里当舍长。当时有个叫长桑君的舍客经过这里，扁鹊感到他是个很奇特的人，就一直很谨慎恭敬的对待他。长桑君也知道扁鹊不是一般人。长桑君在这家客舍出出进进有十多年。有一天，长桑君叫扁鹊单独来坐，两个人私下聊了一会儿，长桑君悄悄地告诉扁鹊说：“我年纪大了，恐怕活不久了，我有个秘方，想传给你，希望你不要泄露出去。”扁鹊说：“我一定恭敬照办。”

于是长桑君从怀里取出一包药递给扁鹊，说：“用没有落地的露水来喝下这药，三十天以后就能洞察一切事物了。”扁鹊接过了药方，忽然之间，长桑君不见了，大概他原本就不是凡人吧。

扁鹊照长桑君的话服药三十天后，就能隔着墙壁看见另一边的人。他据此看病，完全看得见人的五脏疾病所在，只是以诊脉为名罢了。他行医有时在齐国，有时在赵国。在赵国行医时名叫扁鹊。

上古时代（皇帝时代，公元前 2697 年到前 2598 年）有一位名医叫扁鹊。秦越人比上古的那位扁鹊晚生了两千多年。因为秦越人治病的本领特别大,人们都尊他为“扁鹊”。后来大家都叫他扁鹊,他原来的名字秦越人,反倒很少有人知道了。

扁鹊治病的方法多种多样,医药、针灸、按摩都采用,看情况而定。他周游列国,替百姓治病。扁鹊什么病都会治。他无论到哪儿,那里的人最需要看什么病,他就治什么病。

晋国的大夫赵简子生了病,五天不省人事。大夫们召来扁鹊,扁鹊看了一眼就出去了。大夫董安追上来问扁鹊,扁鹊说:“他的血脉正常,你们不要大惊小怪!以前秦穆公也曾这样,七天以后就好了。”

过了几天赵简子果然醒了,他告诉众大夫自己到天帝那里的情形。他说天帝告诉他晋国将要一代一代的衰落,过了七代就灭亡。有人把扁鹊的话告诉赵简子,赵简子惊异叹服,赐给扁鹊四万亩田地。

扁鹊经过虢国时正逢太子“病死”。扁鹊听了喜好方术的中庶子介绍太子的情形,知道太子的病就是所谓的“尸厥”,扁鹊说能让太子活过来。中庶子说:“我听说上古的时候有位名医叫俞跗,治病不用汤药酒剂等,一查看就能发现疾病的所在,顺着五脏的腧穴,就能剖开肌肉,通导经脉、结扎筋腱、疏理隔膜、洗涤五脏、炼精气、换形体。先生的医术能这样,太子就可复活了;否则,要让太子复活,那简直连婴儿都骗不了。”

扁鹊听了中庶子的话仰天长叹,说:“先生说的那些医疗方法,就像从竹管里看天,从缝隙里看花纹。我秦越人的医疗方法,不需切脉理、看气色、听声音、察形态,就能讲出病症之所在。知道疾病的外表就能推之内在的原因,知道疾病的内在原因就能推之外在表现。人体有病会从外表反映出来,据此可以诊断一千里外的人。我决断的方法很多,不只停留在一个角度看问题。”扁鹊让弟子针刺太子经络的穴位,一会儿太子就醒了。天下人都认为扁鹊是一位能起死回生的神医。

扁鹊拜见齐桓公时,告诉齐桓公疾病在他的皮肉之间;五天后又告诉他病在血脉里;过了五天扁鹊看到病在齐桓公的肠胃之间;又过了五天病已经进入齐桓公骨髓。此时就是掌管生命的神也无能为力了。扁鹊只好逃离。齐桓公病发时想要找扁鹊可是已经找不到了,他因一再漠视扁鹊的劝告而命亡。

从以上史实中我们可以看到,扁鹊是用他的“功能”在看病,而且能看到疾病的原因所在,而诊脉只是做做样子罢了。古时的大医学家,象华佗、孙思邈、李时珍等都有这种本事，他们很多人本来就是修道之人，非常讲医德，淡泊名利。扁鹊用功能治病，立刻就能看到病的根本原因，当然能对症下药，妙手回春了，所以人们就把扁鹊叫做“神医”。

在修炼人看来功能人人都有，只是随着人们道德逐渐衰败，人越来越物质化，人的本能就逐渐退化乃至消失。现代人诊病用听诊器、X光、CT等，人觉得很高级，可也时常误诊。而扁鹊用功能直接就能看到人的五脏六腑，看到不同层面的真实情况，哪个更高级、更“神”呢？

人们都知道中医自古就讲究医德，可不知其原因所在。这是因为德医与功能有着直接的关系，医德不好了，功能也就不灵了。古老医学中用功能诊病这部分最精华的东西被抛弃了，所以现代中医也就不讲医德了，他们只是继承一些经验和药方，传承的是表皮而失去的却是精华，当然也就没有扁鹊那样的“神医”了。

扁鹊姓秦，名叫越人，祖籍齐国渤海郡，后迁居郑国，约生于公元前五世纪。由于他与上古轩辕时代的名医扁鹊有类似之处，因此与他同时代的人也尊称他为扁鹊。

扁鹊年轻时给别人当客店的主管。客人长桑君到客店里来时，扁鹊唯独认为他奇异不凡，总是对他很恭敬。长桑君也知道扁鹊不是平常之人，在客店出入十多年后，便招呼扁鹊到没人的地方坐下，小声地对他说：“我有不公开传人的秘方，我已年老了，想要传授给你，你不要泄露出去。”扁鹊说：“遵命。”长桑君便拿出他怀里的药物来交给扁鹊，说道：“用没有沾地气的天露之水饮服这种药三十天，就能洞察各种事物了。”然后取出他的所有秘方书籍，全都给了扁鹊。忽然之间长桑君就不见了，大概他不是凡人吧。扁鹊依照他的说法服药三十天后，便能隔墙看到另一边的人。用这种功能诊察疾病，完全能看到五脏六腑疾病的病根和体内病物的部位，他只是把诊脉当做一种名分上的事情。他有时在齐国行医，有时又在赵国。在赵国时人们尊称他为扁鹊。

在晋昭公的时候，众大夫的势力强大，而各诸侯国国君宗族的势力弱小。赵简子做大夫，独揽国家政事。赵简子得了病，五天不省人事。其他大夫们都惶恐不安，这样就把扁鹊召来了。扁鹊进去给他看了病。出来时，董安于向扁鹊询问病情。扁鹊说：“他的血脉和顺，你们有什么值得惊怪的呢？从前秦穆公也曾经像这样，七天才醒过来。”醒过来那天，他告诉公孙支和子舆说：“我到天帝那儿去了，非常喜乐。我在那里呆得比较久，是因为天帝要告诉我一些事情。”天帝告诉我说：“晋国将要大乱，五世不得安宁。然后将要成霸业，霸主未老而死。霸主的儿子将要使你的国家里男女间没有区别。”“公孙支把这些话写下并且收藏起来。秦国便根据它来定出了自己的策略。后来献公之乱，文公成霸业，襄公在肴地打败秦军后，回去就放纵淫逸，这些都是你们听到过的。现在你们主君的病和他的病相同，不超过三天必定能病愈，而且病愈后也必然有话要说。”

过了两天半，赵简子苏醒了，对各位大夫说道：“我到天帝那儿去了，非常喜乐，和众多神人一起在天帝居住的中天游览。天乐奏了九遍，千万神人共舞，与夏、商、周三代的音乐都不类似，那种音乐声简直动人心魄。有一只熊想来牵拉我，天帝命令我射杀它。我射中了它，那熊就死了。又来了一只罴(俗称人熊)，我又射它。被我射中后，罴也死了。天帝很高兴，赠送我两个笥(方形竹器)，都是带把的。我看见我的儿子在天帝旁边。天帝把一条翟犬委托给我，说道：‘等到你儿子身体健壮以后，就把这条狗赠送给他。’天帝还告诉我：‘晋国要一世世地衰落，经过七世以后便要亡国。一位姓瀛的人将要在范魁的西边大败周国的军队，但也不能占有该国。’”董安于听到这些话后，把它书写下来并且收藏好了。他又把扁鹊的话告诉了赵简子，赵简子便赐送给扁鹊四万亩田产。

那以后，扁鹊来到虢国。虢国太子刚死去。扁鹊来到虢国宫廷门前，问喜爱方术的中庶子说：“太子得了什么病？国都中举行祛邪祭祀都压过其他一切事情了。”中庶子回答说：“太子的病症是血气不按时运行，正邪交争而邪气不能宣泄，突然在体表发作出来，而实则是体内已成病患。体内正气不能遏制邪气，邪气聚积而不能泄宣，因此阳气衰微而阴邪盛实，所以突然昏厥而死。”扁鹊问：“他死了多长时间了？”回答说：“从鸡鸣时辰到现在。”又问：“装殓了吗？”回答：“没有，他死去还不到半天呢。”“请禀报国君，说我是齐国的秦越人，现住在郑国，不曾拜见、侍奉他而仰望其风仪神采。听说太子不幸的死去，我能使他复活。”中庶子说：“先生你该不是想骗虢君吧？凭什么说太子能复活呢？我听说上古时期，有个叫俞跗的名医，治病时不用汤药、药酒、石针、导引、按摩、热熨等疗法，一眼就能看准疾病的部位，及其依循五脏六腑腧穴传播的途径。于是割开皮肤，剖开肌肉，疏通经脉，接续筋腱，按治髓脑，取出心膈间病物，疏理膈膜，清洗肠胃，洁净五脏，炼养精气，变易形骸。你的医术能像这样，那么太子才能复活；如果不能像这样，却想使太子复活，就连刚会笑的婴儿也不能这样告诉他！”过了好一会儿，扁鹊仰天叹息着说：“您所谓的医术，就像从竹管里看天空，从缝隙中看图纹。我秦越人所施行的医术，不需诊脉、望色、听声、病人诉说病状，就能说出疾病所在的部位。一知疾病之阳，便能推知其阴；一知疾病之阴，便能推知其阳。疾病症状总是会表现到外部来的，病人又不在千里之外，可以确诊的根据是很多的，不可能详尽地全说出来。如果你认为我的话不真实，试请你进去诊察一下太子，应当能听到他的耳中有声响，看到他的鼻翼在扇动，顺着他的两条大腿抚模，直到阴部，应当还是温热的。”中庶子听了扁鹊的话，两眼呆呆地不能眨动，舌头翘起就放不下来，于是才进去把扁鹊的话禀报给虢君。

虢君听了这番话非常惊讶，就一直走到宫殿中门来迎接扁鹊。虢君说：“我私下听到您高尚医德的时间很久了，但始终没机会去拜访你。先生来到我们小国，我有幸请您来救治太子，真是我这个偏僻小国国君的极大荣幸。有了先生，太子就能复活，如果没有先生，太子就要被抛弃填埋在山沟里，永别人世而不能复生。”话还没说完，虢君就已经悲哀抽泣，胸气郁结，精神散乱恍惚，眼泪长流不止，泪珠挂满睫毛，悲伤得不能自我控制，连容貌都改变了。扁鹊说：“像太子这种病，就是所谓的‘尸厥’。太子并没有死。”扁鹊就让徒弟子阳磨利针具，用来针刺头顶的百会穴，过了一会儿，太子苏醒了。又让徒弟子豹施行药力温渗体内五分的熨法，用八减方剂的药物混合煎煮，不断更换热药熨帖胁下部位，太子能起身坐了。再进一步调适阴阳，仅仅服药二十天就恢复了原状。所以天下人都认为扁鹊能起死回生。扁鹊却说：“我并不能起死回生，像这种本来应当活的人，我不过能使他康复罢了。”

扁鹊来到齐国，齐桓侯把他当做客人。扁鹊上朝拜见齐桓侯，说：“您有疾病在腠理部位，如果不治疗将要深入。”桓侯说：“我没有病。”扁鹊退出。桓侯对身边的近臣说：“医生好图利益，想要治疗没病的人，以之邀功。”五天后，扁鹊又去拜见桓侯，说：“您有疾病在血脉之中，如果不治疗恐怕会深入。”桓侯说：“我没有病。”扁鹊退出。桓侯不高兴。五天后，扁鹊又去拜见桓侯，说：“您有疾病在肠胃之间，如果不治疗将会更深入。”桓侯不应声。扁鹊退出。桓侯又不高兴。五天后，扁鹊要再去拜见桓侯，可是远远看到桓侯就掉头跑开了。桓侯派人去询问其中缘故。扁鹊说：“疾病在腠理时，是汤药和熨法的效力所能达到的；在血脉时，是针刺砭石的效力所能达到的；疾病在肠胃时，是药酒的效力所能达到的；疾病在骨髓,即使是主管生命的神灵也不能把疾病怎样了!如今疾病在骨髓,我因此不再请求为他治疗了。”五天后,桓侯身体疼痛,派人召唤扁鹊,扁鹊已经逃离齐国。齐桓侯最终还是死了。

假若齐桓侯像圣人一样,预先察觉事物的微小变化,能让良医得以尽早地下手治疗,疾病就能治愈,身命就可存活。人们所担忧的,是担忧疾病多;而医生所担忧的,是担忧治疗方法少。所以有六种人的病是医生不愿意治疗的:第一种是傲慢放纵不讲道理的;第二种是把身体看得轻却把钱财看得重的;第三种是衣着饮食不适宜于病情的;第四种是血气错乱,脏腑功能不稳定的;第五种是身体瘦弱不能承受药力的;第六种是相信巫师不相信医生的。属于上述六种人之一的,他的疾病就极难治愈。

魏文侯曾经问扁鹊说:“你们三兄弟中谁最善于当医生?”扁鹊会答说:“大哥最善于当医生,二哥就次一些,而我扁鹊是最差的。”文侯说:“可以说出来听一听吗?”扁鹊说:“大哥对于疾病,看到它的‘神’还没有成‘形’的时候,就把它除去了,因此他的名声只局限在我们家里,外面的人都不知道;二哥治病,是在疾病只有细如毫毛的形迹时,就把它治了,因此他的名声只局限在我们的闾(二十五家人)之内;至于我扁鹊嘛,拿针去刺病人的血脉,拿有毒的药物去给病人服用,拿刀去剖开病人的皮肤和肌肉,病治好了,也就出名了,各个诸侯国里的人都知道我的名字。”(这一段问答最精辟而形象地诠释了“良医化之,拙医败之”和“圣人不治已病,治未病”等高层次医家的思维方法和治疗原则,其内涵是极其深刻的。)

扁鹊的名声传遍天下。扁鹊来到邯郸,听说当地人尊重妇女,便做妇科医生;来到洛阳,听说那里的周国人敬重老年人,便做治疗耳、目、啮疾的医生;来到咸阳,听说那里的秦国人珍爱儿童,便做儿科医生。总之是随着各地习俗的不同来改变自己行医的侧重点。秦国太医令李醯知道自己的医技不如扁鹊,就派人刺杀了他。

直到今日,天下研讨脉学的人,还是遵从扁鹊的脉法。但扁鹊经手传下来的医学著作,也大多散佚了。至今比较能确定的重要著作只有《黄帝八十一难经》(简称《难经》)。据《难经》传人之一的初唐大诗人王勃的记载,《难经》是经由岐伯、黄帝、伊尹、太公、文王等人,一直传到扁鹊手中。扁鹊对《难经》进行了整理并厘定其章句,再传给后世之人。因此后人所知的《难经》就是扁鹊修整过的版本,而扁鹊以前的《难经》到底什么样子,恐怕就没人知道了。或许因为这个原因,后世有些医家就认为《难经》是扁鹊的著作。《难经》是中医学中仅次于《黄帝内经》的基本理论著作,对于整个中医学的发展影响极大。据《汉书·艺文志》记载,到汉代的时候,有些扁鹊的医学著作也还在民间流传着,其中包括《扁鹊内经九卷》、《外经十二卷》(或许包括《难经》二卷在内),以及《妇人婴儿方十九卷》。

扁鹊难经

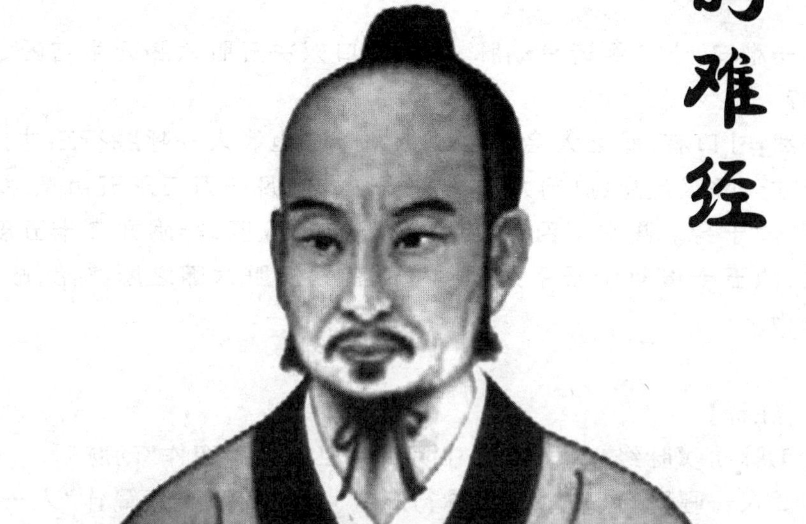

第一难

一难曰：十二经皆有动脉，独取寸口以决五脏六腑死生吉凶之法，何谓也？

然：寸口者，脉之大会，手太阴之脉动[①]也。人一呼脉行三寸，一吸脉行三寸[②]，呼吸定息，脉行六寸。人一日一夜，凡一万三千五百息，脉[③]行五十度，周于身。漏水下百刻，荣卫行阳二十五度，行阴亦二十五度，为一周也，故五十度复会于手太阴。寸口者[④]，五脏六腑之所终始，故法取于寸口也。

【注释】

①脉动：《脉经》卷一辨尺寸阴阳荣卫度数第四作“动脉”。

②人一呼脉行三寸，一吸脉行三寸：《灵枢》五十营篇作“人一呼脉再动，气行三寸，一吸脉亦再动，气行三寸”。

③脉：《灵枢》五十营篇作“气”字。

④寸口者：《脉经》卷一辨尺寸阴阳荣卫度数第四作”太阴者，寸口也，即”七字。

第二难

二难曰：脉有尺寸，何谓也？然，尺寸者，脉之大要会也；从关至尺是尺内，阴之所治也；

从关至鱼际是寸内[①]，阳之所治也。故分寸为尺，分尺为寸。故阴得尺内一寸，阳得寸内九分，尺寸终始一寸九分，故曰尺寸也。

【注释】

①寸内：原作“寸口内”。《难经汇注笺正》：“寸口内，《难经集注》黄氏重刻佚存丛书本无口字，《千金翼》亦作寸内”。据改。

第三难

三难曰，脉有太过，有不及。有阴阳相乘，有覆有溢，有关有格，何谓也？

然：关之前者，阳之动也，脉当见九分而浮。过者，法曰太过；

减者，法曰不及。遂上鱼为溢，为外关内格，此阴乘之脉也。关之[①]后者，阴之动也，脉当见一寸而沉。过者，法曰太过；

减者，法曰不及。遂入尺为覆，为内关外格，此阳乘之脉也。故曰覆溢，是其真脏之脉，人不病而死也。

【注释】

①之：原作“以”。《增辑难经本义》作“之”字。据改。

第四难

四难曰：脉有阴阳之法，何谓也？

然：呼出心与肺，吸入肾与肝，呼吸之间，脾也[①]，其脉在中。浮者阳也，沉者阴也，故曰阴阳也。

心肺俱浮，何以别之？

然：浮而大散者心也；浮而短涩者肺也。

肾肝俱沉，何以别之？

然：牢而长者肝也，按之濡，举指来实者肾也。脾者中州，故其脉在中。是阴阳之法也。

脉有一阴一阳，一阴二阳，一阴三阳；有一阳一阴，一阳二阴，一阳三阴。如此之言，寸口有六脉俱动邪？

然：此言者，非有六脉俱动也，谓浮、沉、长、短、滑、涩也。浮者阳也，滑者阳也，长者阳也；

沉者阴也，短者阴也，涩者阴也。所谓一阴一阳者，谓脉来沉而滑也，一阴二阳者，谓脉来沉滑而长也，一阴三阳者，谓脉来浮滑而长，时一沉也；

所谓一阳一阴者，谓脉来浮而涩也，一阳二阴者，谓脉来长而沉涩也，一阳三阴者，谓脉来沉涩而短，时一浮也。各以其经所在，名病逆顺也。

【注释】

①脾也：原作“脾受谷味也”。《难经经释》：“按‘受谷味’三字，亦属赘词”。据删。

第五难

五难曰：脉有轻重，何谓也？

然，初持脉，如三菽之重，与皮毛相得者，肺部也。如六菽之重，与血脉相得者，心部也。如九菽之重，与肌肉相得者，脾部也。如十二菽之重，与筋平者，肝部也。按之至骨，举指来疾者，肾部也。故曰轻重也。

第六难

六难曰：脉有阴盛阳虚，阳盛阴虚，何谓也？

然：浮之损小，沉之实大，故曰阴盛阳虚。沉之损小，浮之实大，故曰阳盛阴虚。是阴阳虚实之意也。

第七难

七难曰：经言：少阳之至，乍大乍小，乍短乍长；阳明之至，浮大而短；太阳之至，洪大而长；少阴[①]之至，紧大而长；

太阴[①]之至，紧细而长[②]；厥阴之至，沉短而紧[③]。此六者，是平脉邪？将病脉邪？

然：皆王脉也。

其气以何月，各王几日？

然：冬至之后，初④得甲子少阳王，复得甲子阳明王，复得甲子太阳王，复得甲子少阴王，复得甲子太阴王，复得甲子厥阴王。王各六十日，六六三百六十日，以成一岁。此三阳三阴之王时日大要也。

【注释】

①少阴，太阴：原作“太阴”，“少阴”，据《脉经》卷五扁鹊阴阳脉法第二改。下同。

②长：原作“微”，据《脉经》卷五扁鹊阴阳脉法第二改。

③紧：原作“敦”，据《脉经》卷五扁鹊阴阳脉法第二改。

④初：原无，据明本《难经》补。

第八难

八难曰，寸口脉平而死者，何谓也？

然：诸十二经脉者，皆系于生气之原。所谓生气之原者，谓十二经之根本也，谓肾间动气也。此五脏六腑之本，十二经脉之根，呼吸之门，三焦之原。一名守邪之神。故气者，人之根本也，根绝则茎叶枯矣。寸口脉平而死者，生气独绝于内也。

第九难

九难曰：何以别知脏腑之病邪？然：数者腑也，迟者脏也。数则为热，迟则为寒。诸阳为热，诸阴为寒。故以别知脏腑之病也。

第十难

十难曰：一脉为十变者，何谓也？

然：五邪刚柔相逢之意也。假令心脉急甚者，肝邪干心也；心脉微急者，胆邪干小肠也；心脉大甚者，心邪自干心也；

小脉微大者，小肠邪自干小肠也；心脉缓甚者，脾邪干心也；心脉微缓者，胃邪干小肠也，心脉涩甚者，肺邪干心也；

心脉微涩者，大肠邪干小肠也；心脉沉甚者，肾邪干心也；心脉微沉者，膀胱邪干小肠也。五脏各有刚柔邪，故令一脉辄变为十也。

第十一难

十一难曰：经言脉不满五十动而一止，一脏无气者，何脏也？

然：人吸者随阴入，呼者因阳出。今吸不能至肾，至肝而还，故知一脏无气者，肾气先尽也。

第十二难

十二难曰：经言五脏脉已绝于内，用针者反实其外；五脏脉已绝于外，用针者反实其内。内外之绝，何以别之？

然：五脏脉已绝于内者，肾肝气已绝于内也，而医反补其心肺；

五脏脉已绝于外者，心肺气①已绝于外也，而医反补其肾肝。阳绝补阴，阴绝补阳，是谓实实虚虚，损不足益有余。如此死者，医杀之耳。

【注释】

①气：原作"脉"字，《灵枢》九针十二原篇："五脏之气，已绝于外"，及上文"肾肝气"，"脉"作"气"义长，据改。

第十三难

十三难曰：经言见其色而不得其脉，反得相胜之脉者即死，得相生之脉者，病即自己。色之与脉当参相应，为之奈何？

然：五脏有五色，皆见于面，亦当与寸口、尺内相应。假令色青，其脉当弦而急；色赤，其脉浮大而散；色黄，其脉中缓而大；

色白，其脉浮涩而短；色黑，其脉沉濡而滑。此所谓五色之与脉，当参相应也。脉数，尺之皮肤亦数；脉急，尺之皮肤亦急；

脉缓,尺之皮肤亦缓;脉涩,尺之皮肤亦涩;脉滑,尺之皮肤亦滑。

五脏各有声、色、臭、味,当与寸口、尺内相应,其不应者病也。假令色青,其脉浮涩而短,若大而缓为相胜;

浮大而散,若小而滑为相生也。经言知一为下工,知二为中工,知三为上工。上工者十全九,中工者十全七,下工者十全六。此之谓也。

第十四难

十四难曰:脉有损至,何谓也?

然:至之脉,一呼再至曰平,三至曰离经,四至曰夺精,五至曰死,六至曰命绝。此至之脉也。何谓损?一呼一至曰离经,再呼一至曰夺精,三呼一至曰死,四呼一至曰命绝。此损之脉也,至脉从下上,损脉从上下也。

损脉之为病奈何?

然:一损损于皮毛,皮聚而毛落;二损损于血脉,血脉虚少,不能荣于五脏六腑;三损损于肌肉,肌肉消瘦,饮食不能为肌肤;

四损损于筋,筋缓不能自收持;

五损损于骨,骨痿不能起于床。反此者,至脉之病也[①]。从上下者,骨痿不能起于床者死;从下上者,皮聚而毛落者死。

治损之法奈何?

然:损其脉者,益其气;损其心者,调其荣卫;损其脾者,调其饮食,适其寒温;损其肝者;缓其中;

损其肾者,益其精。此治损之法也[②]。

脉有一呼再至,一吸再至;有一呼三至,一吸三至;有一呼四至,一吸四至;有一呼五至,一吸五至;有一呼六至,一吸六至;

有一呼一至,一吸一至;有再呼一至,再吸一至;有呼吸再至[③]。脉来如此,何以别知其病也?

然:脉来一呼再至,一吸再至,不大不小曰平。一呼三至,一吸三至,为适得病,前大后小,即头痛、目眩,前小后大,即胸满、短气。一呼四至,一吸四至,病欲甚,脉洪大者。苦烦满,沉细者,腹中痛,滑者伤热,涩者中雾露。一呼五至,一吸五至,其人当困,沉细夜加,浮大昼加,不大不小,虽困可治,其有大小者,为难治。一呼六至,一吸六至,为死脉也,沉细夜死,

浮大昼死。一呼一至,一吸一至,名曰损,人虽能行,犹当着床,所以然者,血气皆不足故也。再呼一至;

再吸一至,呼吸再至[④],名曰无魂,无魂者当死也,人虽能行,名曰行尸。

上部有脉,下部无脉,其人当吐,不吐者死。上部无脉,下部有脉,虽困无能为害。所以然者,人之有尺,譬如[⑤]树之有根,枝叶虽枯槁,根本将自生。脉有根本,人有元气,故知不死。

【注释】

①至脉之病也:原作"至于收病也"。《难经本义》滑注"至于收病也,当做至脉之病也"。据改。

②此治损之法也:《难经句解》作"此损至之法也"。

③有呼吸再至:《难经本义》滑注,其曰呼吸再至,即一呼一至,一吸一至之谓疑衍文也。《难经经释》徐注:此五字凝衍。《古本难经阐注》作"有呼吸不至"。

④呼吸再至:《难经本义》滑注:此四字即前衍文。明本《难经》《难经经释》均无。

⑤譬如:原在"人之有尺"之前,据明本《难经》改。

第十五难

十五难曰:经言春脉弦,夏脉钩,秋脉毛,冬脉石。是王脉邪?将病脉也?

然:弦、钩、毛、石者,四时之脉也,春脉弦者,肝东方本也,万物始生,未有枝叶,故其脉之来,濡弱而长,故曰弦。

夏脉钩者,心南方火也,万物之所茂,垂枝布叶,皆下曲如钩,故其脉之来[①],来疾去迟,故曰钩。

秋脉毛者,肺西方金也,万物之所终,草本华叶,皆秋而落,其枝独在,若毫毛也。故其脉之来,轻虚以浮,故曰毛。

冬脉石者,肾北方水也,万物之所藏也,盛冬之时,水凝如石,故其脉之来,沉濡而滑,故曰石,此四时之脉也。

如有变奈何?

然:春脉弦,反者为病。

何谓反?

然:其气来实强,是谓太过,病在外;气来虚微,是谓不及,病在内。脉[②]来厌厌聂聂,如循榆叶曰平;

益实而滑,如循长杆曰病;急而劲益强,如新张弓弦曰死。春脉微弦曰平,弦多胃气少曰病,但弦无胃气曰死,春以胃气为本。

夏脉钩,反者为病。何谓反?累累如环,如循琅玕曰平;来而益数,如鸡举足者曰病;

前曲后居,如操带钩曰死。夏脉微钩曰平,钩多胃气少曰病,但钩无胃气曰死,夏以胃气为本。

秋脉毛,反者为病。何谓反?

然:其气来实强,是谓太过,病在外;气来虚微,是谓不及,病在内。其脉来蔼蔼如车盖,按之益大曰平;不上不下,如循鸡羽曰病;

按之萧索,如风吹毛曰死。秋脉微毛曰平,毛多胃气少曰病,但毛无胃气曰死,秋以胃气为本。

冬脉石,反者为病。何谓反?

然:其气来实强,是谓太过,病在外;气来虚微,是谓不及,病在内。脉来上大下兑,濡滑如雀之喙[③]曰平;啄啄连属,其中微曲曰病;

来如解索,去如弹石曰死。冬脉微石曰平,石多胃气少曰病,但石无胃气曰死,冬以胃气为本。

胃者,水谷之海,主禀。四时皆以胃气为本,是谓四时之变病,死生之要会也。

脾者,中州也,其平和不可得见,衰乃见耳。来如雀之喙,

如水之下漏,是脾衰见也。

【注释】

①来:原无,据《增辑难经本义》补。

②脉:原作“气”,据下文作“脉”义长,故改。

③喙:原作“啄”。《难经句解》作“喙”,为是,从改。

第十六难

十六难曰：脉有三部九候，有阴阳，有轻重，有六十首，一脉变为四时，离圣久远，各自是其法，何以别之？

然：是其病，有内外证。

其病为之奈何？

然：假令得肝脉，其外证：善洁，面青，善怒；其内证：齐左有动气，按之牢若痛；其病：四肢满，闭淋，溲便难，转筋①。有是者肝也，无是者非也。

假令得心脉，其外证：面赤，口干，喜笑；其内证：齐上有动气，按之牢若痛；其病：

烦心，心痛，掌中热而啘。有是者心也，无是者非也。

假令得脾脉，其外证：面黄，善噫，善思，善味；其内证：当齐有动气，按之牢若痛；其病：

腹胀满，食不消，体重节痛，怠惰嗜卧，四肢不收。有是者脾也，无是者非也。

假令得肺脉，其外证：面白，善嚏，悲愁不乐，欲哭；其内证，齐右有动气，按之牢若痛；其病：

喘咳，洒淅寒热，有是者肺也，无是者非也。

假令得肾脉，其外证：面黑，善恐欠；其内证：齐下有动气，按之牢若痛；其病：

逆气，小腹急痛，泄如下重，足胫寒而逆。有是者肾也，无是者非也。

【注释】

①其病四肢满，闭淋，溲便难，转筋：《难经悬解》作“其病满闭，溲便难，四肢转筋”。

第十七难

十七难曰：经言病或有死，或有不治自愈，或连年月不已。其死生存亡，可切脉而知之耶？

然：可尽知也。诊病若闭目不欲见人者，脉当得肝脉强①急而长，而反得肺脉浮短而涩者，死也。

病若开目而渴，心下牢者，脉当得紧实而数，反②得沉涩③而微者，死也。

病若吐血，复鼽衄血者，脉当沉细，而反浮大而牢者，死也。病若谵言妄语，身当有热，脉当洪大，而反手足厥逆，脉沉细而微者，死也。

病若大腹而泄者，脉当微细而涩，反紧大而滑者，死也。

【注释】

①强：《脉经》卷五扁鹊诊诸反逆死脉要诀第五作"弦"。

②反：此上明本《难经》有"而"字。

③涩：明本《难经》作"濡"。

第十八难

十八难曰：脉有三部，部有四经，手有太阴、阳明，足有太阳、少阴，为上下部，何谓也？

然：手太阴、阳明金也，足少阴，太阳水也，金生水，水流下行而不能上，故在下部也。足厥阴、少阳木也，生手太阳、少阴火，火炎上而不能下，故为上部。手心主、少阳火，生足太阴、阳明土，土主中宫，故在中部也。此皆五行子母更相生养者也。

脉有三部九候，各何主之？

然：三部者，寸、关、尺也，九候者，浮、中、沉也。上部法天，主胸以上至头之有疾也；中部法人，主鬲以下至齐之有疾也；

下部法地，主齐以下至足之有疾也。审而刺之者也。

人病有沉滞久积聚，可切脉而知之耶？

然：诊病[1]在右胁有积气，得肺脉结，脉结甚则积甚，结微则气微。

诊不得肺脉，而右胁有积气者，何也？

然：肺脉虽不见，右手脉当沉伏。

其外痼疾同法耶？将异也？

然：结者，脉来去时一止，无常数，名曰结也。伏者，脉行筋下也。浮者，脉在肉上行也。左右表里，法皆如此。假令脉结伏者，内无积聚，脉浮结者，外无痼疾，有积聚脉不结伏，有痼疾脉不浮结。为脉不应病，病不应脉，是为死病也。

【注释】

①病：原无，据明本《难经》补。

第十九难

十九难曰：经言脉有逆顺，男女有恒。而反者，何谓也？

然：男子生于寅，寅为木，阳也。女子生于申，申为金，阴也。故男脉在关上，女脉在关下。是以男子尺脉恒弱，女子尺脉恒盛，是其常也。反者，男得女脉，女得男脉也。

其为病何如？

然：男得女脉为不足，病在内。左得之，病在左，有得之，病在右，随脉言之也。女得男脉为太过，病在四肢。左得之，病在左，右得之，病在右，随脉言之，此之谓也。

第二十难

二十难曰：经言脉有伏匿。伏匿于何脏而言伏匿邪？

然：谓阴阳更相乘、更相伏也。脉居阴部而反阳脉见者，为阳乘阴也，虽阳脉[1]时沉涩而短，此谓阳中伏阴也，脉居阳部而反阴脉见者，为阴乘阳也，虽阴脉[1]时浮滑而长，此谓阴中伏阳也。

重阳者狂，重阴者癫。脱阳者见鬼，脱阴者目盲。

【注释】

①虽阳脉、虽阴脉：原作“脉虽”二字。《难经汇注笺正》：“考《千金翼》则作虽阳脉时沉涩而短；虽阴脉时浮滑而长。乃始明白了解，可证今本难经之讹。”为是，据改。

第二十一难

二十一难曰：经言人形病，脉不病，曰生；脉病，形不病，曰死。何谓也？

然：人形病，脉不病，非有不病者也，谓息数不应脉数也。此大法。

第二十二难

二十二难曰：经言脉有是动，有所生病。一脉变为二病者，何也？

然：经言是动者，气也；所生病者，血也。邪在气，气为是动，邪在血，血为所生病。气主煦之，血主濡之。气留而不行者，为气先病也；血雍而不濡者，为血后病也。故先为是动，后所生病①也。

【注释】

①病，原无，据《难经集注》黄氏重刻佚存丛书本补。

第二十三难

二十三难曰：手足三阴三阳，脉之度数，可晓以不？

然：手三阳之脉，从手至头，长五尺，五六合三丈。手三阴之脉，从手至胸中，长三尺五寸，三六一丈八尺，五六三尺，合二丈一尺。足三阳之脉，从足至头，长八尺，六八四丈八尺。

足三阴之脉，从足至胸，长六尺五寸，六六三丈六尺，五六三尺，合三丈九尺。

人两足晓脉，从足至目，长七尺五寸，二七一丈四尺，二五一尺，合一丈五尺。

督脉、任脉，各长四尺五寸，二四八尺，二五一尺，合九尺。

凡脉长一十六丈二尺，此所谓[1]经脉长短之数也。

经脉十二，络脉十五，何始何穷也？

然：经脉者，行血气，通阴阳，以荣于身着也。其始从中焦，注手太阴、阳明；阳明注足阳明、太阴；太阴注手少阴、太阳；

太阳注足太阳、少阴；少阴注手心主、少阳；少阳注足少阳、厥阴；厥阴复还注手太阴。

别络十五，皆因其原，如环无瑞，转相灌溉，朝于寸口、人迎，以处百病，而决死生也。

经云：明知终始，阴阳定矣。何谓也？

然：终始者，脉之纪也。寸口、人迎，阴阳之气通于朝使，如环无端，故曰始也。终者，三阴三阳之脉绝，绝则死。死各有形，故曰终也。

【注释】

①谓：此下原有“十二”两字，据明本《难经》删。

第二十四难

二十四难曰：手足三阴三阳气已绝，何以为候？可知其吉凶不？

然：足少阴气绝，即骨枯。少阴者，冬脉也，伏行而濡[1]于骨髓。故骨髓不濡，即肉不着骨；

骨肉不相亲，即肉濡而却，肉濡而却，故齿长而枯，发无润泽；无润泽者，骨先死。戊日笃，己日死。

足太阴气绝，则脉不营其口唇。口唇者，肌肉之本也。脉不营，则肌肉不滑泽；肌肉不滑泽，则人中满[2]，人中满[2]，则唇反；

唇反则肉先死。甲日笃，乙日死。

足厥阴气绝，即筋缩引卵与舌卷[3]。厥阴者，肝脉也。肝者，筋之合也。筋者，聚于阴器而络于舌本。故脉不营，则筋缩急；

筋缩急，即引卵与舌；故舌卷卵缩，此筋先死。庚日笃，辛日死。

手太阴气绝，即皮毛焦。太阴者，肺也，行气温于皮毛者也。气弗营，则皮毛焦；皮毛焦，则津液去，津液去，即皮节伤；

皮节伤，则皮枯毛折；毛折者，则毛先死。丙日笃，丁日死。

手少阴气绝，则脉不通；脉不通，则血不流；血不流，则色泽去；故面色黑如黧，此血先死。壬日笃，癸日死。

三阴[4]气俱绝者，则[5]目眩转目瞑；目冥者，为失志；失志者，则志先死。死，即目瞑也。

六阳气俱绝者，则阴与阳相离，阴阳相离，则腠理泄，绝汗乃出，大如贯珠，转出不流，即气先死。旦占夕死，夕占旦死。

【注释】

①浦：原作“温”。据《灵枢》经脉篇改。

②人中满：原作“肉满”，据《灵枢》经脉篇改。

③卷：《灵枢》经脉篇校注“唯《难经》‘舌’后衍‘卷’，不可从”。

④三阴：《灵枢》经脉篇作“五阴”。

⑤则：此下至即目瞑也，《灵枢》经脉篇作“目系转，转则目运；目运者，为志先死，志先死则远一日半死矣”。

第二十五难

二十五难曰：有十二经，五脏六腑十一耳，其一经者，何等经也？

然：一经者，手少阴与心主别脉也。心主与三焦为表里，俱有名而无形，故言经有十二也。

第二十六难

二十六难曰：经有十二，络有十五，余三络者，是何等络也？

然：有阳络，有阴络，有脾之大络。阳络者，阳跷之络也。阴络者，阴跷之络也。故络有十五焉。

第二十七难

二十七难曰：脉有奇经八脉者，不拘于十二经，何也？

然：有阳维，有阴维，有阳跷，有阴跷，有冲，有督，有任，有带之脉。凡此八脉者，皆不拘于经，故曰奇经八脉也。

经有十二，络有十五，凡二十七气，相随上下，何独不拘于经也？

然：圣人图设沟渠，通利水道，以备不虞①。天雨降下，沟渠溢满，当此之时，雱霈妄行②，圣人不能复图也。此络脉满溢，诸经不能复拘也。

【注释】

①虞：原作“然”。《脉经》平奇经八脉病第四作“虞”。意较明，故从改。

②行：原作“作”，《难经集注》作“行”。据改。

第二十八难

二十八难曰：其奇经八脉者。既不拘于十二经，皆何起何继①也？

然：督脉者，起于下极之俞，并于脊里，上至风府，入属于脑②。

任脉者，起于中极之下，以上毛际，循腹里，上关元，至喉咽。

冲脉者，起于气冲，并足阳明之经，夹脐上行，至胸中而散也。

带脉者，起于季胁，回身一周。

阳跷脉者，起于跟中，循外踝上行，入风池。

阴跷脉者，亦起于根中，循内踝上行，至咽喉③，交贯冲脉。

阳维、阴维者，维络于身，溢蓄不能环流灌溉诸经者也。故阳维起于诸阳会也，阴维起于诸阴交也。

比于圣人图设沟渠，沟渠满溢，流于深湖，故圣人不能拘通也。而人脉隆盛，入于八脉，而不环周，故十二经亦不能拘之。其受邪气，畜则肿热，砭射之也。

【注释】

①继:《脉经》平奇经八脉病第四作“系”。

②脑:此下《针灸甲乙经》有:“上巅循额,至鼻柱,阳脉之海也。”十二字。

③至咽喉:《针灸甲乙经》作“入喉咙”。

第二十九难

二十九难曰:奇经之为病何如?

然:阳维维于阳,阴维维于阴,阴阳不能自相维,则怅然失志,溶溶不能自收持。阳维为病苦寒热,阴维为病苦心痛。阴跷为病,阳缓而阴急,阳跷为病,阴缓而阳急。冲之为病,逆气而里急。督之为病,脊强而厥。任之为病,其内苦结,男子为七疝,女子为瘕聚。带之为病,腹满,腰溶溶若坐水中。此奇经八脉之为病也。

第三十难

三十难曰:荣气之行,常与卫气相随不?

然:经言人受气于谷。谷入于胃,乃传与五脏六腑,五脏六腑皆受于气。其清者为荣,浊者为卫,荣行脉中,卫行脉外,营周不息,五十而复大会。阴阳相贯,如环之无端,故知荣卫相随也。

第三十一难

三十一难曰:三焦者,何禀何生[①],何始何终?其治常在何许?可晓以不?

然:三焦者,水谷之道路,气之所终始也。上焦者,在心下,下鬲,在胃上口,主内而不出,其治在膻中,玉堂下一寸六分,直两乳间陷者是。中焦者,在胃中脘,不上不下,主腐熟水谷。其治在脐傍。下焦者[②],当膀胱上口,主分别清浊;

主出而不内，以传导也。其治在脐下一寸。故名曰三焦，其府在气街。

【注释】

①生：据下文“主内而不出”，“主出而不内”句，疑为“主”字之误。

②下焦者：此下明本《难经》有“在脐下”三字。

第三十二难

三十二难曰：五脏俱等，而心肺独在鬲上者，何也？

然：心者血，肺者气。血为荣，气为卫；相随上下，谓之荣卫。通行经络，营周于外，故令心肺在鬲上也。

第三十三难

三十三难曰：肝青象木，肺白象金。肝得水而沉，木得水而浮；肺得水而浮，金得水而沉。其意何也？

然：肝者，非为纯木也，乙角也，庚之柔。大言阴与阳，小言夫与妇。释其微阳，而吸其微阴之气，其意乐金，又行阴道多，故令肝得水而沉也。肺者，非为纯金也，辛商也，丙之柔。大言阴与阳，小言夫与妇。释其微阴，婚而就火，其意乐火，又行阳道多，故令肺得水而浮也。肺熟而复沉，肝熟而复浮者，何也？故知辛当归庚，乙当归甲也。

第三十四难

三十四难曰：五脏各有声、色、臭、味、液①，皆可晓知以不？

然：《十变》言，肝色青，其臭臊，其味酸，其声呼，其液泣；心色赤，其臭焦，其味苦，其声言，其液汗；

脾色黄，其臭香，其味甘，其声歌，其液涎；肺色白，其臭腥，其味辛，其声哭，其液涕；

肾色黑，其臭腐，其味咸，其声呻，其液唾。是五脏声、色、臭、味、液[①]也。

五脏有七神，各何所藏也？

然：脏者，人之神气所舍藏也。故肝藏魂，肺藏魄，心藏神，脾藏意与智，肾藏精与志也。

【注释】

①液：原无。《难经本义》："声色臭味下欠液字"，为是。据补。

第三十五难

三十五难曰：五脏各有所腑，皆相近，而心、肺独去大肠、小肠远者，何也？

然：经言心荣、肺卫，通行阳气，故居在上；大肠、小肠，传阴气而下，故居在下。所以相去而远也。

又诸腑者，皆阳也，清净之处。今大肠、小肠、胃与膀胱，皆受不净，其意何也？

然：诸腑者，谓是非也。经言：小肠者，受盛之腑也；大肠者，传泻行道之腑也；胆者，清净之腑也；胃者，水谷之腑也；

膀胱者，津液之腑也。一腑犹无两名，故知非也。

小肠者，心之腑；大肠者，肺之腑；胆者，肝之腑；胃者，脾之腑；膀胱者，肾之腑。

小肠谓赤肠，大肠谓白肠，胆者谓青肠，胃者谓黄肠，膀胱者谓黑肠。下焦之所治也。

第三十六难

三十六难曰：脏各有一耳，肾独有两者，何也？

然：肾两者，非皆肾也。其左者为肾；右者为命门。命门者，诸神精之所舍，元气之所系也，男子以藏精，女子以系胞。故知肾有一也。

第三十七难

三十七难曰：五脏之气，于何发起，通于何许，可晓以不？

然：五脏者，常内阅于上七窍也①。故肺气通于鼻，鼻和则知香臭矣；肝气通于目，目和则知黑白矣；脾气通于口，口和则知谷味矣；

心气通于舌，舌和则知五味矣；肾气通于耳，耳和则知五音矣。五脏不和，则七②窍不通；六腑不和，则留结为痈③。

邪在六腑，则阳脉不和，阳脉不和，则气留之；气留之，则阳脉盛矣。邪在五脏，则阴脉不和；阴脉不和，则血留之；

血留之，则阴脉盛矣。阴气太盛，则阳气不得相营也，故曰格。阳气太盛，则阴气不得相营也，故曰关。阴阳俱盛，不得相营也，故曰关格。关格者，不得尽其命而死矣。

经言气独行于五脏，不营于六腑者，何也？

然：夫气之所行也④，如水之流，不得息也。故阴脉营于五脏，阳脉营于六腑⑤如环无端，莫知其纪，终而复始，其不覆溢，人⑥气内温于脏腑，外濡于腠理。

【注释】

①常内阅于上七窍也：原作“当上关于九窍也”，据《灵枢》脉度篇改。

②七：原作“九”，据《灵枢》脉度篇改。

③痈：《难经悬解》作“聚”。

④气之所行也：明本《难经》作“气之行”。

⑤营于六腑：此下明本《难经》有“阴阳相贯”四字。

⑥不覆溢，人：《难经悬解》作“流溢之”。

第三十八难

三十八难曰：脏唯有五，腑独有六者，何也？

然：所以腑有六者，谓三焦也。有元气之别焉，主持诸气，有名而无形，其经属手少阳。此外腑也，故言腑有六焉。

第三十九难

三十九难曰：经言腑有五，脏有六者，何也？

然：六腑者，正有五腑也。五腑亦有六脏者，谓肾有两脏也。其左为肾，右为命门。命门者，精神之所舍也；

男子以藏精，女子以系胞。其气与肾通。故言脏有六也。

腑有五者，何也？

然：五脏各一腑，三焦亦是一腑，然不属于五脏，故言腑有五焉。

第四十难

四十难曰：经言肝主色，心主臭，脾主味，肺主声，肾主液。鼻者，肺之候，而反知香臭；耳者，肾之候，而反闻声。其意何也？

然：肺者，西方金也，金生于巳，巳者南方火，火者心，心主臭，故令鼻知香臭；

肾者，北方水也，水生于申，申者西方金，金者肺，肺主声，故令耳闻声。

第四十一难

四十一难曰：肝独有两叶，以何应之？

然：肝者，东方木也。木者，春也。万物始生，其尚幼小，意无所亲，去太阴尚近，离太阳不远，犹有两心，故有两叶，亦应木叶也。

第四十二难

四十二难曰：人肠胃长短，受水谷多少，各几何？

然：胃大一尺五寸，径五寸，长二尺六寸，横屈受水谷三斗五升，其中常留谷二斗，水一斗五升。小肠大二寸半，径八分分之少半，长三丈二尺，受谷二斗四升，水六升三合合之大半。回肠大四寸，径一寸半，长二丈一尺，受谷一斗，水七升半。广肠大八寸，径二寸半，长二尺八寸，受谷九升三合八分合之一。故肠胃凡长五丈八尺四寸，合受水谷八斗七升六合八分合之一。此肠胃长短，受水谷之数也。

肝重四[1]斤四两，左三叶，右四叶，凡七叶，主藏魂。心重十二两，中有七孔三毛，盛精汁三合，主藏神。脾重二斤三两，扁广三寸，长五寸，有散膏半斤，主裹血，温五脏，主藏意。肺重三斤三两，六叶两耳，凡八叶，主藏魄。肾有两枚，重一斤一两，主藏志。

胆在肝之短叶间，重三两三铢，盛精汁三合。胃重二斤二两，纡曲屈伸长二尺六寸，大一尺五寸，径五寸，盛谷二斗，水一斗五升。小肠重二斤十四两，长三丈二尺，广二寸半，径八分分之少半，左回叠积十六曲，盛谷二斗四升，水六升三合合之大半。大肠重二斤十二两，长二丈一尺，广四寸，径一寸[2]，当齐有回[3]十六曲，盛谷一斗，水七升半。膀胱重九两二铢，纵广九寸，盛溺九升九合。

口广二寸半，唇至齿长九分，齿以后至会厌深三寸半，大容五合。舌重十两，长七寸，广二寸半。咽门重十二两，广二寸半，至胃长一尺六寸。喉咙重十二两，广二寸，长一尺二寸，九节。肛门重十二两，大八寸，径二寸大半，长二尺八寸，受谷九升三合八分合之一。

【注释】

①四：原作“二”。据《难经集注》改。

②寸：此下明本《难经》有“半”字。

③回：此下明本《难经》有“叠积”二字。

第四十三难

四十三难曰：人不食饮，七日死者，何也？

然：人胃中当有留谷二斗，水一[1]斗五升，故平人日再至圊，一行二升半，一日中五升，七日五七三斗五升，而水谷尽矣，故平人不食饮七日而死者，水谷津液俱尽，即死矣。

【注释】

①一：原无，据《灵枢》平人绝谷篇补。

第四十四难

四十四难曰：七冲门何在？

然：唇为飞门，齿为户门，会厌为吸门，胃为贲门，太仓下口为幽门，大肠小肠会为阑门，下极为魄门；故曰七冲门也。

第四十五难

四十五难曰：经言八会者，何也？

然：腑会太仓，脏会季胁，筋会阳陵泉，髓会绝骨，血会鬲俞，骨会大抒，脉会太渊，气会三焦外一筋直两乳内也。热病在内者，取其会之气穴也。

【注释】

①气会三焦……气穴也：《史记正义》引作："气会三焦，此谓八会也"，无外一筋以下二十字。

第四十六难

四十六难曰：老人卧而不寐，少壮寐而不寤者，何也？

然：经言少壮者，血气盛，肌肉滑，气道通，荣卫之行不失于常，故昼日精，夜不寤也。老人血气衰，肌肉不滑，荣卫之道涩，故昼日不能精，夜不得寐也。故知老人不得寐也。

第四十七难

四十七难曰：人面独能耐寒者，何也？

然：人头者，诸阳之会也，诸阴脉皆至颈、胸中而还，独诸阳脉皆上至头耳，故令面耐寒也。

第四十八难

四十八难曰：人有三虚三实，何谓也？

然：有脉之虚实，有病之虚实，有诊之虚实也。脉之虚实者，濡者为虚，牢①者为实。病之虚实者，出者为虚，入者为实；言者为虚，不言者为实；

缓者为虚，急者为实。诊之虚实者②，痒者为虚，痛者为实，外痛内快，为外实内虚，内痛外快，为内实外虚，故曰虚实也。

【注释】

①牢：此上原有“紧”字，据《脉经》平虚实第十删。

②者：此下原有“濡者为虚，牢者为实”八字，据《脉经》平虚实第十删。

第四十九难

四十九难曰：有正经自病，有五邪所伤，何以别之？

然：经言①忧愁思虑则伤心；形寒饮冷则伤肺；恚怒气逆，上而不下则伤肝；饮食劳倦则伤脾；

久坐湿地，强力入水则伤肾。是正经之自病也。

何谓五邪？

然，有中风，有伤暑，有饮食劳倦，有伤寒，有中湿。此谓之五邪。

假令心病，何以知中风得之？

然：其色当赤。何以言之？肝主色，自入为青，入心为赤，入脾为黄，入肺为白，入肾为黑。肝为心邪，故知当赤色。其病身热，胁下满痛，其脉浮大而弦。

何以知伤暑得之？

然：当恶焦[2]臭。何以言之？心主臭，自入为焦臭，入脾为香臭，入肝为臊臭，入肾为腐臭，入肺为腥臭。故知心病伤暑得之，当恶焦[2]臭。其病身热而烦，心痛，其脉浮大而散。

何以知饮食劳倦得之？

然：当喜苦味也[3]。何以言之？脾主味，入肝为酸，入心为苦，入肺为辛，入肾为咸，自入为甘。故知脾邪入心，为喜苦味也。其病身热而体重嗜卧，四肢不收，其脉浮大而缓。

何以知伤寒得之？

然：当谵言妄语。何以言之？肺主声，入肝为呼，入心为言，入脾为歌，入肾为呻。自入为哭。故知肺邪入心，为谵言妄语也。其病身热，洒洒恶寒，甚则喘咳，其脉浮大而涩。

何以知中湿得之？

然：当喜汗出不可止。何以言之？肾主液[4]，入肝为泣，入心为汗，入脾为涎，入肺为涕，自入为唾。故知肾邪入心，为汗出不可止也。其病身热而小腹痛，足胫寒而逆，其脉沉濡而大。此五邪之法也。

【注释】

①经言，原无。据《难经集注》补。

②焦：原无。据《难经古义》补。

③也：此下原有“虚为不欲食，实为欲食“九字。《难经本义》认为”于上下文无所发，疑错简衍文“。据删。

④液：原作”湿“，据明本《难经》改。

第五十难

五十难曰：病有虚邪，有实邪，有贼邪，有微邪，有正邪，何以别之？

然：从后来者为虚邪，从前来者为实邪，从所不胜来者为贼邪，从所胜来者为微邪，自病者为正邪。何以言之？假令心病，中风得之为虚邪，伤暑得之为正邪，饮食劳倦得之为实邪，伤寒得之为微邪，中湿得之为贼邪。

第五十一难

五十一难曰：病有欲得温者，有欲得寒者，有欲得见人者，有不欲得见人者，而各不同，病在何脏腑也？

然：病欲得寒，而欲见人者，病在腑也；病欲得温，而不欲见人者，病在脏也。何以言之？腑者阳也，阳病欲得寒，又欲见人；

脏者阴也，阴病欲得温，又欲闭户独处，恶闻人声。故以别知脏腑之病也。

第五十二难

五十二难曰：脏腑发病，根本等不？

然：不等也。

其不等奈何？

然：脏病者，止而不移，其病不离其处；腑病者，彷佛贲响，上下行流，居处无常。故以此知脏腑根本不同也。

第五十三难

五十三难曰：经言七传者死，间脏者生。何谓也？

然：七传者，传其所胜也。间脏者，传其子也，何以言之？假令心病传肺，肺传肝，肝传脾，脾传肾，肾传心，一脏不再伤，故言七传者死也。间脏者，传其所生也[①]。假令心病传脾，脾传肺，肺传肾，肾传肝，肝传心，是母子相传，竟而复始，如环无端，故曰生也。

【注释】

①间脏者，传其所生也：原无，据明本《难经》补。

第五十四难

五十四难曰：脏病难治，腑病易治，何谓也？

然：脏病所以难治者，传其所胜也；腑病易治者，传其子也。与七传、间脏同法也。

第五十五难

五十五难曰：病有积、有聚，何以别之？

然：积者，阴气也；聚者，阳气也。故阴沉而伏，阳浮而动。气之所积名曰积，气之所聚名曰聚。故积者，五脏所生；

聚者，六腑所成也。积者，阴气也，其始发有常处，其痛不离其部，上下有所终始，左右有所穷处；

聚者，阳气也，其始发无根本，上下无所留止。其痛无常处，谓之聚。故以是别知积聚也。

第五十六难

五十六难曰：五脏之积，各有名乎？以何月何日得之？

然：肝之积名曰肥气，在左胁下，如覆杯，有头足。久不愈，令人发咳逆，痎疟，连岁不已。以季夏戊己日得之。何以言之？肺病传于肝，肝当传脾，脾季夏适王，王者不受邪，肝复欲还肺，肺不肯受，故留结为积。故知肥气以季夏戊己日得之。

心之积名曰伏梁，起齐上，大如臂，上至心下，久不愈，令人病烦心。以秋庚辛日得之。何以言之？肾病传心，心当传肺，肺以秋适王，王者不受邪，心复欲还肾，肾不肯受，故留结为积。故知伏梁以秋庚辛日得之。

脾之积名曰痞气，在胃脘，覆大如盘。久不愈，令人四肢不收，发黄疸，饮食不为肌肤。以冬壬癸日得之。何以言之？肝病传脾，脾当传肾，肾以冬适王，王者不受邪，脾复欲还肝，肝不肯受，故留结为积，故知痞气以冬壬癸日得之。

肺之积名曰息贲，在右胁下，覆大如杯。久不已，令人洒淅寒热，喘咳，发肺壅。以春甲乙日得之。何以言之？心病传肺，肺传肝，肝以春适王，王者不受邪，肺复欲还心，心不肯受，故留结为积。故知息贲以春甲乙日得之。

肾之积名曰奔豚，发于少腹，上至心下，若豚状，或上或下无时。久不已，令人喘逆，骨痿少气。以夏丙丁日得之。何以言之？脾病传肾，肾当传心，心以夏适王，王者不受邪，肾复欲还脾，脾不肯受，故留结为积。故知奔豚以夏丙丁日得之。

此五积之要法也。

第五十七难

五十七难曰：泄凡有几？皆有名不？

然：泄凡有五，其名不同。有胃泄，有脾泄，有大肠泄，有小肠泄，有大瘕泄，名曰后重。

胃泄者，饮食不化，色黄。

脾泄者，腹胀满，泄注，食即呕吐逆。

大肠泄者，食已窘迫，大便色白，肠鸣切痛。

小肠泄者，溲而便脓血，少腹痛。

大瘕泄者，里急后重，数至圊而不能便，茎中痛。

此五泄之要法也。

第五十八难

五十八难曰：伤寒有几？其脉有变不？

然：伤寒有五，有中风，有伤寒，有湿温，有热病，有温病，其所苦各不

同。中风之脉，阳浮而滑，阴濡而弱，湿温之脉，阳濡[①]而弱，阴小而急；伤寒之脉，阴阳俱盛而紧涩；热病之脉，

阴阳俱浮，浮之而滑，沉之散涩；温病之脉，行在诸经，不知何经之动也，各随其经所在而取之。

伤寒有汗出而愈，下之而死者；有汗出而死，下之而愈者，何也？

然：阳虚阴盛，汗出而愈，下之即死；阳盛阴虚，汗出而死，下之而愈。寒热之病，候之如何也？

然：皮寒热者，皮不可近席，毛发焦，鼻槁，不得汗；肌寒热者，肌[②]痛，唇舌槁，无汗；

骨寒热者，病无所安，汗注不休，齿本槁痛。

【注释】

①濡：原作“浮”，据《难经集注》改。

②肌：原作“皮肤”，据《灵枢》寒热病篇改。

第五十九难

五十九难曰：狂癫之病，何以别之？

然：狂疾之始发，少卧而不饥，自高贤也，自辨智也，自贵倨[①]也，妄笑，好歌乐，妄行不休是也。癫疾始发，意不乐，僵仆直视[②]。其脉三部阴阳俱盛是也。

【注释】

①贵倨：原作“倨贵”，据明本《难经》改。

②僵仆直视：明本《难经》作“直视僵仆”。

第六十难

六十难曰，头心之病，有厥痛，有真痛，何谓也？

然：手三阳之脉，受风寒，伏留而不去者，则名厥头痛，入连在脑者，

名真头痛。其五脏气相干，名厥心痛；

其痛甚，但在心，手足青者，即名真心痛。其真头[1]心痛者，旦发夕死，夕发旦死。

【注释】

①头：原无。《难经本义》认为："真字下当欠一头字，盖阙文也。"据补。

第六十一难

六十一难曰，经言望而知之谓之神，闻而知之谓之圣，问而却之谓之工，切脉面知之谓之巧。何谓也？

然：望而知之者，望见其五色，以知其病。闻而知之者，闻其五音，以别其病。问而知之者，问其所欲五味，以知其病所起所在也。切脉而知之者，诊其寸口，视其虚实，以知其病，病在何脏腑也。经言以外知之曰圣，以内知之曰神，此之谓也。

第六十二难

六十二难曰：脏井荥[1]有五，腑独有六者，何谓也？

然：肺者，阳也。三焦行于诸阳，故置一俞，名曰原。腑有六者，亦与三焦共一气也。

【注释】

①荥：原作"荣"，据《难经句解》改。下同。

第六十三难

六十三难曰：《十变》言，五脏六腑荥合，皆以井为始者，何也？

然：井者，东方春也，万物之始生。诸蚑行喘息，蜎飞蠕动，当生之物，莫不以春生。故岁数始于春，日数始于甲，故以井为始也。

第六十四难

六十四难曰：《十变》又言，阴井木，阳井金；阴荥火，阳荥水；阴俞土，阳俞木；阴经金，阳经火；

阴合水，阳合土。阴阳皆不同，其意何也？

然：是刚柔之事也。阴井乙木，阳井庚金。阳井庚，庚者，乙之刚也；阴井乙，乙者，庚之柔也。乙为木；故言阴井木也；

庚为金乃故言阳井金也。余皆仿此。

第六十五难

六十五难曰：经言所出为井，所入为合。其法奈何？

然：所出为井，井者，东方春也，万物之始生，故言所出为井也；所入为合，合者，北方冬也，阳气入藏，故言所入为合也。

第六十六难

六十六难曰：经言肺之原，出于太渊；心之原，出于大[1]陵；肝之原，出于太冲；脾之原，出于太白；肾之原，出于太溪；

少阴之原，出于兑骨；胆之原，出于丘墟；胃之原，出于冲阳；三焦之源，出于阳池；膀胱之原，出于京骨；

大肠之原，出于合谷；小肠之原，出于腕骨。十二经皆以俞为原者，何也？

然：五脏俞者，三焦之所行，气之所留止也。

三焦所行之俞为原者，何也？

然：齐下肾间动气者，人之生命也，十二经之根本也，故名曰原。三焦者，元气之别使也，主通行三气，经历于五脏六腑。原者，三焦之尊号也，故所止辄为原。五脏六腑之有病者，皆取其原也。

【注释】

①大：原作“太”。据《灵枢》九针十二原篇改。

第六十七难

六十七难曰：五脏募皆在阴，而俞皆[1]在阳者，何谓也？

然：阴病行阳，阳病行阴。故令募在阴，俞在阳。

【注释】

①皆：原无，据《难经句解》补。

第六十八难

六十八难曰：五脏六腑，皆有井荥俞经合，皆何所主？

然：经言所出为井，所流为荥，所注为俞，所行为经，所入为合。井主心下满，荥主身热，俞主体重节痛，经主喘咳寒热，合主逆气而泄。此五脏六腑井荥俞经合所主病也。

第六十九难

六十九难曰：经言虚者补之，实者泻之，不实不虚，以经取之。何谓也？

然：虚者补其母，实者泻其子，当先补之，然后泻之。不实不虚，以经取之者，是正经自生病，不中他邪也，当自取其经，故言以经取之。

第七十难

七十难曰：春夏刺浅，秋冬刺深者，何谓也？

然：春夏者，阳气在上，人气亦在上，故当浅取之；秋冬者，阳气在下，人气亦在下，故当深取之。

春夏各致一阴，秋冬各致一阳者，何谓也？

然，春夏温，必致一阴者，初下针，沉之至肾肝之部，得气，引持之阴也。秋冬寒，必致一阳者，初内针，浅而浮之至心肺之部，得气，推内之阳也。是谓春夏必致一阴，秋冬必致一阳。

第七十一难

七十一难曰：经言刺荣无伤卫，刺卫无伤荣，何谓也？

然：针阳者，卧针而刺之，刺阴者，先以左手摄按所针荥俞之处，气散乃内针。是为刺荣无伤卫，刺卫无伤荣。

第七十二难

七十二难曰：经言能知迎随之气，可令调之；调气之方，必在阴阳，何谓也？

然：所谓迎随者，知荣卫之流行，经脉之往来也。随其逆顺而取之，故曰迎随。调气之方，必在阴阳者，知其内外表里，随其阴阳而调之，故曰调气之方，必在阴阳。

第七十三难

七十三难曰：诸井者，肌肉浅薄，气少，不足使也，刺之奈何？

然：诸井者，木也，荥者，火也。火者，木之子，当刺井者，以荥泻之，故经言补者不可以为泻，泻者不可以为补，此之谓也。

第七十四难

七十四难曰，经言春刺井，夏刺荥，季夏刺俞，秋刺经，冬刺合者，何谓也?

然:春刺井者,邪在肝;夏刺荥者,邪在心;季夏刺俞者,邪在脾;秋刺经者,邪在肺;冬刺合者,邪在肾。

其肝、心、脾、肺、肾,而系于春、夏、秋、冬者,何也?

然,五脏一病,辄有五也[①]。假令肝病:

色青者肝也,臊臭者肝也,喜酸者肝也,喜呼者肝也,喜泣者肝也。其病众多,不可尽言也。四时有数,而并系于春夏秋冬者也。针之要妙,在于秋毫者也。

【注释】

①也,原作“色”。据《难经集注》改。

第七十五难

七十五难曰:经言东方实,西方虚,泻南方,补北方,何谓也?

然:金木水火土,当更相平,东方木也,西方金也。木欲实,金当平之;火欲实,水当平之;土欲实,木当平之;金欲实,火当平之;

水欲实,土当平之。东方肝也,则知肝实;西方肺也,则知肺虚。泻南方火,补北方水。南方火,火者,木之子也;

北方水,水者,木之母也。水胜火,子能令母实,母能令子虚,故泻火补水,欲令金[①]得平木也。经曰,不能治其虚,何问其余。此之谓也。

【注释】

①金:此下原有“不”字。《难经本义》说:“不字疑衍”。据删。

第七十六难

七十六难曰:何谓补泄?当补之时,何所取气,当泻时,何所置气?

然:当补之时,从卫取气;当泻之时,从荣置气。其阳气不足,阴气有余,当先补其阳,而后泻其阴;

阴气不足，阳气有余，当先补其阴，而后泻其阳。荣卫通行，此其要也。

第七十七难

七十七难曰：经言上工治未病、中工治已病者，何谓也？

然：所谓治未病者，见肝之病，则知肝当传之于脾，故先实其脾气，无令得受肝之邪，故曰治未病焉。中工者，见肝之病，不晓相传，但一心治肝，故曰治已病也。

第七十八难

七十八难曰：针有补泻，何谓也？

然：补泻之法，非必呼吸出内针也。知为针者，信其左；

不知为针者，信其右。当刺之时，先以左手厌按所针荥俞之处，弹而努之，爪而下之，其气之来，如动脉之状，顺针而刺之。得气因推而内之，是谓补；

动而伸之，是谓泻。不得气，乃与男外女内；不得气，是为十死不治也。

第七十九难

七十九难曰：经言迎而夺之，安得无虚？随而济之，安得无实？虚之与实，若得、若失；实之与虚，若有、若无。何谓也？

然：迎而夺之者，泻其子也；随而济之者，补其母也。假令心病，泻手心主俞，是谓迎而夺之者也；

补手心主井，是谓随而济之者也。所谓实之与虚者，牢濡之意也。气来实牢者为得，濡虚者为失，故曰若得、若失也。

第八十难

八十难曰：经言有见如入，有见如出者，何谓也？

然：所谓有见如入、有见如出④者，谓左手见气来至，乃内针，针入见气尽，乃出针。是谓有见如入、有见如出也。

【注释】

①有见如出：原无。《难经本义》说："所谓有见如入下，当有见如出四字"，据补。

第八十一难

八十一难曰：经言无实实虚虚，损不足而益有余。是寸口脉耶？将病自有虚实耶？其损益奈何？

然：是病，非谓寸口脉也。谓病自有虚实也。假令肝实而肺虚，肝者木也，肺者金也，金木当更相平，当知金平木。假令肺实而肝虚，微少气，用针不补其肝，而反重实其肺，故曰实实虚虚，损不足而益有余。此者中工之所害也。

参考文献

【1】《史记·扁鹊仓公列传》(第四十五)，汉·司马迁撰；

【2】《汉书·艺文志》:《汉书补注》，汉·班固撰，唐·颜师古注，清·王先谦补注；

【3】《鹖冠子·世贤第十六》，宋·陆佃解；

【4】《黄帝内经素问·四气调神大论篇第二》:"圣人不治已病，治未病"；

【5】《黄帝八十一难经序》:《王子安集·卷四》，唐·王勃著；

【6】《中国医学史讲义》，北京中医学院编。

古时候的好医生，都有很特殊的一些能力，而且多半都是师父找徒弟，而非徒弟找师父，也就是说你要学医，还得老师看到你觉得你可以才行。因此，我们来看看一个在《史记》里记载的一个名医扁鹊。

扁鹊能够治什么病呢？当他在名闻天下的时候，他到哪个地方，那个地方有特殊的状况，他就能治那一方的病，那个地方有特别的状况，他就能够治那边的所有的病，也就是说他是无所不能的，什么病都能治。例如他过邯郸，邯郸这个地方特别注重妇人，特别注重妇科，因此他就变成了一个很好的妇科医生；过洛阳的时候，因为洛阳这个地方的人孝敬老人，而老人的病就是耳朵聋啊，眼睛看不清，老花呀这些，所以他就成为治老年病的医生；到了咸阳，因为咸阳人特别爱护小孩，所以他就变成了小儿科的医生。

随俗为变，他就成为那个地方的好医生。其实讲历史上有很多的医生都是这样，你不要看他是什么寒凉派也好，补脾土派也好，或者什么派什么派，虽然他是那一个派，可是只是因为他在那一个地方，那个地方的人多半都患那一种病，因此，他就在那个地方用那些药。假如换一个地方，他一定能够治那一个地方外的一些病，例如李东垣先生是金元四大家之一，李东垣他虽然被人称之为"脾土派"，他用的药方子多半都是温中补阳气生阳气的处方，那是因为他所交游的这些朋友，多半都是有钱人。有钱的公子哥儿，可能在私生活上面，就比较起来会差一点，因此多半都有肾虚脾虚之病，因此李东垣他所开的处方多半都是补脾胃生阳气的方子。可是实际上，他看到了乞丐穷人，他也有治疗乞丐，治疗穷人的各种处方。同样扁鹊先生，他能够治疗各种不同的病，是因为他见到了那种人，他就能治那种病。其实中医治病，一向都是讲所谓的辨证论治，他看你的不同的证，而来下不同的处方，这就是根据所谓的八纲辩证，八法治疗，把这个病情就都能够掌握的很好了。

扁鹊曾经说过一段话，他说，有六种病人不能治，他怎么讲的呢？他说圣人之所以可以给你治病，是因为他能够看得到你这个病，将来的发展是怎么样，所以他早早地就给你治好。其实就是他能够看得到，能够看得到过去的或者将来的这样子的病情。那么这个用现在佛家的讲法，就是所谓的宿命通，过去现在将来他都能看到，他看到那个病以后，他就能够治。

他说，人之所病，病疾多(人之所以有病，是因为他疾病多)，那么医之所病，是病道少(医生他看病，结果他能够治病的方法太少了)。就是那些人他不好，或者是医生不好，而造成了有几种病不能治。所谓一不治，就是骄恣不论于理，就是很骄傲，根本不跟你谈理的，不跟你讲理的这种病不能够治；第二种病不能治，就是轻身重财，对于自己的身体都不太注重了，可是却非常注重自己的财产，财产就是不肯拿出来用的，这种所谓一毛不拔者，那么这种人他的病也是很难治的；第三种，这种病我们现在人最常见的，就是说叫他多穿件衣服他不肯多穿件衣服，叫他不要吃太油的东西，他吃太油了，叫他少吃动物肉，他却偏偏要吃大肥肉，要他不要吃冰冷的，他们家的冰箱根本里头全是冰水，全是冰块，全是最好吃的那些冰品，他都不能够照着医生的嘱咐来吃各种应该吃的食物，或者不吃各种不该吃的食物，那么这种人也不能治；第四种就是阴阳并，脏气不定，就是他的病情阴阳乱了，并在一块了，有阴也有阳，但是这个阴阳却是乱七八糟的乱了套，这种人他的脏腑之气就不够稳定，以至于这种人的病也不能治；第五种就是人虚得不得了，不能够吃药，那他也不能治；第六种在现在人特别多，就是信巫不信医，就是相信那些个乱童庙宇里头的那些个庙祝所说的话，以为画个符就可以治好了病的这种人，就是信巫而不肯真正的论理信医生的这种人，那么这也不能治。他说有这六项里面的任何一种，那么这个人就不能治了。